しつこい疲れは食事で解決!

―「副腎疲労外来」が教えていること―

本間良子／本間龍介

祥伝社黄金文庫

はじめに

しつこい疲れに悩む人が増えています

私たちは神奈川県川崎市に、日本初の「アドレナル・ファティーグ(Adrenal fatigue 副腎疲労)外来」を開きました。

現代に生きる私たちは、さまざまなストレスにさらされて生活をしています。そのストレスを体の中でコントロールする臓器が「副腎」です。副腎はとても小さい臓器ですが、たくさんのホルモンの生産に関わっています。体内の炎症を鎮めたり、血糖値をコントロールしたり、免疫機能を調整したり、血圧や自律神経や体内時計を安定させたり、丈夫な骨を作るための代謝に関わったりと、生命の維持にダイレクトに関係しています。

たくさんのストレスで副腎が疲弊してしまうと、原因不明の疲労や体調不良を惹き起こしてしまうことがあるのです。あなたの疲れも副腎のせい、という可能性があるのです。

当院のホームページには、こんな文章を掲載しています。

こんな方は是非相談してみてください

・十分な睡眠をとっていても疲れが取れない方
・寝つきが悪かったり、夜間何度も起きてしまう方
・体力・気力がなく、作業が長時間続けられない方
・人生に何の楽しみも感じられず、気持ちが落ち込んでいる方

本書を手にとられた方にも、お心当たりの方がたくさんいらっしゃるのではないかと思っています。

おかげさまで、クリニックには連日、このようなしつこい疲れや、

原因不明の体調不良、精神の落ち込みなどに悩む患者さんがいらっしゃっており、相談件数は年々増え、数カ月先まで予約がいっぱいという状況になっています。

私たちのクリニックはオフィスビルの一角にあり、家庭医として、風邪などの診療も行っています。近年は、軽い症状の風邪などでいらしても、非常に疲れた様子の人、仕事や家庭の強いストレスを抱えている人、数週間も咳《せき》が続く人（これは典型的な副腎疲労の症状です）、忙しくて明らかに満足な食事や休息が取れていない人をたくさん診《み》ています。

私たちは、こんな状況に危機感を募らせています。

ストレスとは人間関係や仕事のプレッシャーといった精神的なものだけではありません。暑さ寒さ、大気汚染物質や添加物などの毒素、持病や感染症もすべてがストレスになります。そして睡眠不足や栄養不足により、疲れた副腎が適切にケアされないことで、どんどん副腎が疲弊しきっていく悪循環となってしまいます。

日本の国力が落ちているのは、間違った食事のせい!?

日本は豊かな国で、美味《おい》しい食べ物が豊富にあります。グルメ番組やウェブサイトは大人気で、世界各国のさまざまな料理が手軽に食べられます。また健康番組や書店の店頭には「これを食べると健康になる」「健康になるための食事はこれだ」などとたくさんの情報が溢《あふ》れ、食べることがとても大切にされているような印象を受けます。

しかし、実際にご自身のために食事のことを真剣に考えている人は、いったいどのくらいいらっしゃるのでしょうか。

２０１７年末、「働き盛りの女性の栄養状態が終戦直後よりも低下している」とＮＨＫが報じました（２０１７年12月11日　ニュースウォッチ９）。働く女性たちの健康を支援する団体「まるのうち保健室」が発表した調査で、首都圏で働く女性７４９人を調査したところ、摂取カロリーが一日平均1479キロカロリーしかなく、戦後の食糧難の時代よりも少なかったそうなのです。

また、働く女性の5人にひとりは3カ月以上生理がない経験があり、貧血状態や、慢性疲労を訴える人も4割ほどいたそうです。

私たちのクリニックには、不妊治療のためにいらっしゃる方も多いです（後述しますが、副腎の疲れはホルモンの産生異常を招き、性ホルモンにも影響を及ぼします）。若い女性の食事についてよくいわれるのは、美容のための極端な食事制限によって起きる低栄養や低体重状態ですが、原因はそれだけではありません。忙しさで食事が満足に摂れていないという方が多いです。エネルギー不足、栄養不足が続くと、副腎のみならず、全身の健康を保つことは困難になります。

これは働く女性だけの問題ではありません。当然、働き盛りの男性も同じです。また子供、学生、主婦の方も満足に食事を摂る暇もなく受験勉強や家事、子育てをしていたり、高齢者の方も加齢とともに買い物や調理が億劫《おっくう》になって食事がおろそかになったりと、あらゆる日本人の問題となっていると認識しています。

食事のせいで、ご自身の本来の力を発揮できていない。そういう人がとても多いと感じています。日本人は勤勉なので、みなさん自己研《けん》鑽《さん》を怠りません。でも、どんなにいいソフトをインストールしても、ハードにガタがきていたらうまく動きません。新しい産業を探すよりもみんながいい食事を摂ろう。そうすれば日本の国力は復活する。私たちは本気でそう思っているのです。

正しい「食事」をすれば、疲労感から解放される

食事は、「You are what to eat.」――あなたは、あなたの食べたものでできている、といわれるほど大切なものです。私たちは、「食べることは生きること」であると、患者さんにいつもお話ししています。

副腎疲労外来にいらっしゃるのは、ほとんどが重い症状の患者さん

です。そのため、食事指導だけではよくならず、腸のサポート、各種サプリメントの処方、キレーション（重金属の排出）、ストレスマネジメントなどの治療をしています。

しかし、それでもすべての基本となるのは、食事の改善なのです。まだ副腎がバーンアウト（燃え尽き）状態になっていない、副腎疲労が軽度・中等度の症状の患者さんであれば、食事の改善だけでも大きな成果を挙げることができると考えています。

そこで私たちは、みなさんに「副腎を元気にする」という観点で、しつこい疲れから抜け出すための食事法をお伝えすることにしました。

といっても、「これを飲むだけでOK」「一日5秒このポーズをするだけでOK」といった魔法のような方法は、残念ながら出てきません（実際に万人に効果がある方法が存在するとも思えませんが……）。

でも、疲れきって何もやる気がおきない……と診察室で肩を落とされている副腎疲労外来の患者さんにも実践できるようにと、臨床の現場で工夫した方法です。難しい方法はひとつもありません。

はじめは「こんな疲れた体では、何もできない」と思うかもしれません。それでも、どれかひとつからでもいいのです。「塩」を摂ることや、お腹のトラブルを意識することなど、ほんの小さな一歩を踏み出すことで、あなたの体は確実にいい方向に変わっていきます。

私たちは、あなたがいつも悩んでいたしつこい疲れから脱し、健康な体で、あなたが望む理想の生き方を実現するための最大限のサポートをさせていただきたいと願っています。本書がその一助となれば幸いです。

本間《ほんま》龍介《りゅうすけ》
本間良子《りょうこ》

しつこい疲れチェックリスト

あなたの疲れ度をチェックしてみましょう！

- □ 朝起きるのがつらい
- □ 熟睡できず、朝に目が覚めても疲れが取れない
- □ 甘いものや塩分が高いもの（しょっぱいもの）を好んで食べる
- □ エネルギーが不足している感じがする。元気が出ず、倦怠《けんたい》感を感じる
- □ 今までできていた日常的なことをやるのに一苦労する
- □ 性への興味が低下している。性欲がない
- □ ストレスにうまく対処できない。小さなことでもイライラし、人に八つ当たりする
- □ 風邪や呼吸器の感染症（気管支炎など）にかかるとなかなか治らない。ぶつけた傷なども治りにくい

□ベッドや椅子《いす》から立ち上がると、クラクラしたり、目の前が真っ暗（白）になる
□気持ちが落ち込む。うつっぽい気がする
□人生に意味を見いだせない。生きていることが空《むな》しい。楽しいことがない
□女性の方は、PMS（月経前症候群）が悪化している
（月経前症候群：月経の数日前から月経が始まるまでの間に、腹痛、頭痛、肩こり、むくみ、便秘、下痢や眠気、気分の落ち込みが激しくなる）
□カフェインの入った飲み物やチョコレートを口にしないとやる気がでない
□思考が定まらず、ボーッとすることが多い
□物忘れをすることが多くなった。昼食に何を食べたか思い出せないなど、記憶力が落ちた気がする
□甘いものを食べると急に元気になるが、その後強い倦怠感に襲われる
□我慢ができなくなり、急にキレてしまう
□夕食後の午後6時以降になると少しずつ元気になってくる
□昼食後の午後3時～4時の間、ぼんやりしてしまう

しつこい疲れチェックリスト

□ できれば午前10時まで寝ていたい。10時を過ぎると、少し体調がよくなる
□ 以前のように仕事がはかどらない。作業に時間がかかる、集中力がない
□ ストレスで食べ過ぎてしまう。あるいは酒やタバコの量が増えた
□ アレルギー症状が悪化した
□ 体重が増加し、特にお腹回りやお尻に脂肪がついてきた
□ 抜け毛が多くなり、髪の毛が薄くなってきた
□ 慢性便秘、あるいは下痢など、お腹の調子が悪い
□ シミが増えた（特に唇のシミは要注意）
□ むくみやすい

チェックした項目が3つ以上ある方……

あなたのしつこい疲れの原因は、副腎の疲れかもしれません。

（参考：『医者も知らないアドレナル・ファティーグ』
（ジェームズ・L・ウィルソン著、
本間良子訳、本間龍介監修、中央アート出版社）

目次

［第3章］疲れた人のための正しいダイエット

［第4章］ しっこい疲れはお腹から治す！……159

［第5章］
心の疲れも副腎から……177

［第6章］

最新医学から見る疲れと食事……195

装丁 フロッグキングスタジオ
編集協力 小松田久美

第1章

抜けない疲労感は食事で改善できる

あなたを悩ませる「疲労感」の正体は？

最近、昔よりも疲れを感じるようになった。
人前では元気でも、家に帰ると疲れがドッと出る。
体のだるさが取れず、なんとなく体の調子がよくない。
やりたいことややるべきことはたくさんあるのに、頑張れない。
ストレスにうまく対処できず、イライラしてしまう。
夜になると少し元気になる。
頭がどうもスッキリしない。
集中力や注意力、記憶力が低下したような気がする。
病院に行ってみても、血液検査で「異常がない」といわれる――。

本書を手に取られた方は、きっとこれらのうちどれかの、あるいは複数の症状を感じたことがあるのではないでしょうか。

あなたはきっと、そんな不調を感じながらも、疲れた体をシャキッとさせようと一杯のコーヒーや栄養ドリンクを飲み、仕事や育児・家事に向かうのでしょう。

お食事はどうですか？　朝食は何を食べていますか。私たちのクリニックにはじめていらっしゃる患者さんにうかがってみると、食べないか、軽いトーストにカフェラテのようなメニューが多いです。

お昼は簡単に食べられるパスタやラーメン、うどん、あるいはコンビニのサンドイッチ。せめて野菜を摂ろうと野菜ジュースを飲む人も多いでしょう。

そして、昼過ぎには眠気覚ましのコーヒーを流し込み、夜にはお酒……。

- 食事抜き
- 小麦や牛乳、砂糖をたくさん摂る
- 野菜ジュースで野菜不足を解消しようとする
- コーヒーや栄養ドリンクをたくさん飲む

・お酒をたくさん飲む
・たんぱく質、脂質を摂らない

実はこれ、どれも「疲れ」にはNGなことばかり。

なぜかというと、そのしつこい疲れの原因が、**「副腎」**にある可能性があるからです。

「副腎疲労」がその原因かもしれない

現代人はさまざまなストレスにさらされ、ストレスに対応するホルモンを出す臓器である「副腎」が疲れ切っています。

副腎から出るホルモンは、ストレスへの対処だけでなく、

・体内の炎症を抑える
・血糖値や血圧のコントロール

・免疫機能の調整
・交感神経、副交感神経のバランス調整
・体内時計や睡眠のリズムを調整
・精神安定のサポート
・丈夫な骨を作るための骨の代謝……

など、さまざまな重要な役割を果たしています。私たちは、副腎がなければ生きていくことができないと言っても過言ではありません。

　そんな副腎が疲れてくると、この章の冒頭に挙げたようなさまざまな不調を生みます。

　コーヒーや栄養ドリンクにたくさん含まれるカフェインは、副腎を疲れさせます。また、野菜不足は副腎がホルモンを作る過程でたくさん使うビタミンの不足に繋《つな》がり、副腎をうまく働かせられない原因になります。

　もちろん、副腎だけがすべてを左右するわけではありません。脳や内臓、骨、あなたの細胞のひとつひとつが、あなたの健康を作ります。

しかし、先に挙げたようなたくさんの重要な機能を持つ副腎がいつもスムーズに働いていることは、あなたがいつも最高のパフォーマンスを発揮し、自分らしく充実して生きていくために、とても重要なことです。

副腎が疲れた状態のことを、**副腎疲労（アドレナル・ファティーグ）**と呼びます。

以前『しつこい疲れは副腎疲労が原因だった』（祥伝社刊）を出版した頃には、日本において「副腎疲労」はまだまったく知られていませんでした。その頃に比べて、現在では治療をしてくれるクリニックも増え、一般の健康雑誌でも特集が組まれるなど認知度は向上してきたように思います。

現在、日本において副腎疲労は、厚生労働省が認める保険適用対象の疾患とはされていません。認知度の向上に伴い、「デタラメだ」と非難する医師もいます。

後述しますが、私（著者のひとり・本間龍介）自身がベッドから起き上がれないほどの原因不明の不調に悩まされ、副腎疲労（アドレナル・ファティーグ）の提唱者であるウィルソン博士の治療を受け劇的に回復したという経験があります。私たちも正直に申し上げると、はじめは医師として半信半疑の思いもありました。しかし、副腎を健康にすることで元気になる人たちは確実に存在すると、自身の身をもって考えています。

原因不明の不調が続いて寝込んでしまっている人たちは、本人のせいではないのに「怠け病」「だらけている」などひどい言葉を投げかけられてしまっているのが現状です。

しつこい疲れに悩まされているあなたも、ストレスに自覚がある生活をしているなら、すでに副腎が疲労を溜めているかもしれません。[※1][※2][※3][※4][※5][※6]

副腎とコルチゾールとは？

ここまで「副腎が大切」というお話をしてきましたが、では、副腎がどの場所にあるか、ご存知の人はいるでしょうか。

心臓や肺、腸などはほとんどの人が、おおよその位置を知っています。副腎はこれらと同じように大切な臓器なのですが、おそらくほとんどの人が存在する場所を知らないのではないでしょうか。

まず体の背面、つまり背中の側に左右に一対の腎臓があります。ふたつの腎臓は、そら豆の形をしてお互いに向き合っています。副腎は、その腎臓の上にちょこんと乗っている小さな臓器です。

その名前から、**泌尿器である腎臓のサポートをしていると誤解を受けることもありますが、直接の関係はありません。**副腎は内分泌器で、ホルモンを生産して分泌する働きをします。

副腎はストレスに対処するホルモンを作り、その種類は50種類以上にもなります。ほかの臓器で、これだけ多くの役割を担う器官はありません。

このストレスに対処するホルモンの名前は、**「コルチゾール」**といいます。

副腎皮質（副腎の外側の、ちょうどおまんじゅうの皮のような部分）で生産・分泌されるものは、全体的にステロイド（副腎皮質）ホルモンとよばれています。そのな

図1-1 副腎の位置

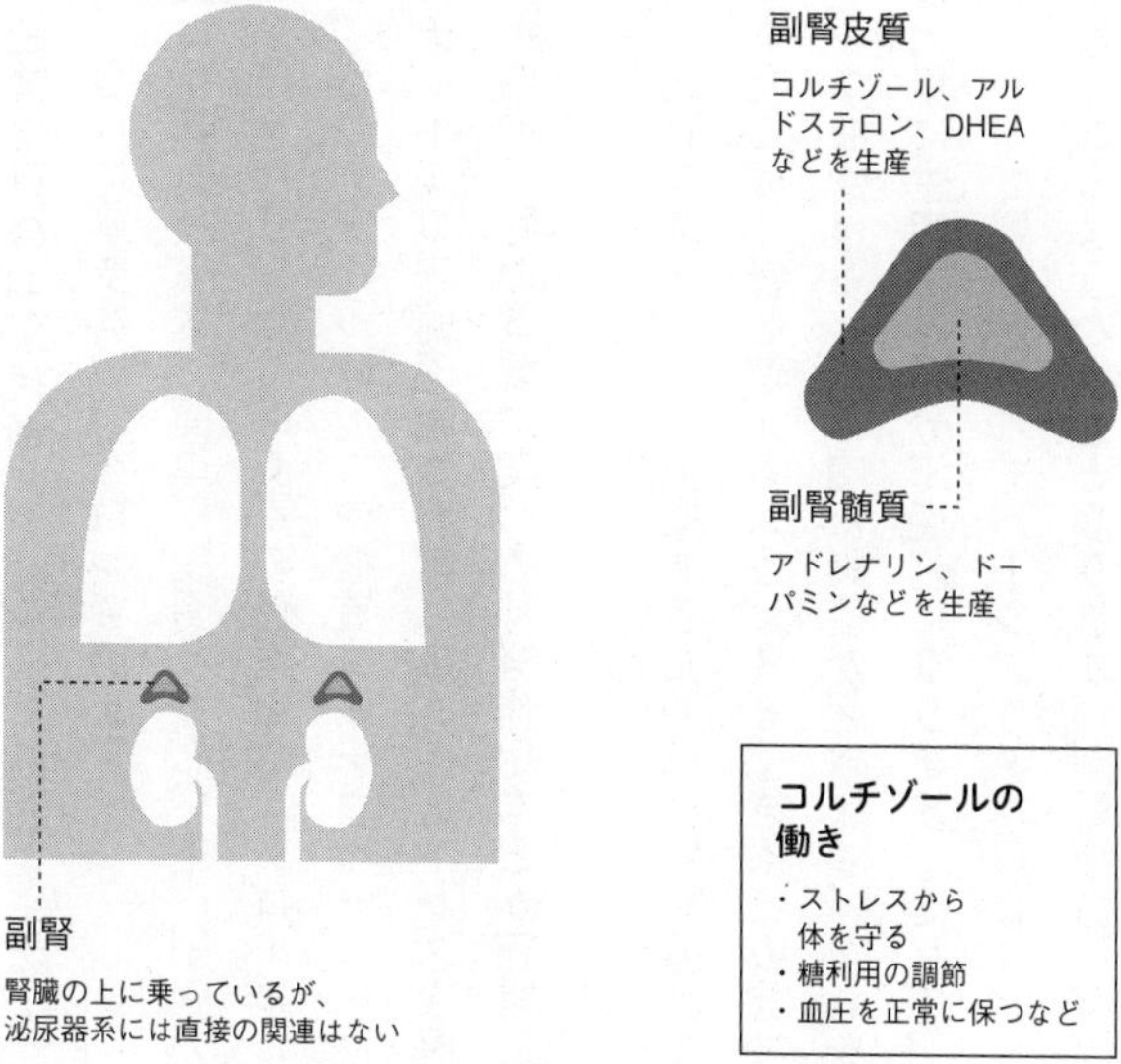
副腎皮質
コルチゾール、アルドステロン、DHEAなどを生産
副腎髄質
アドレナリン、ドーパミンなどを生産
副腎
腎臓の上に乗っているが、泌尿器系には直接の関連はない
コルチゾールの働き
・ストレスから体を守る
・糖利用の調節
・血圧を正常に保つなど

副腎はとても小さいが、
あらゆるストレスから体を守る
すごい臓器

かでも副腎皮質の「束状帯」と呼ばれる部分で生産される「糖質コルチコイド」は、とくに重要な役割を持っています。

糖質コルチコイドは、簡単に説明すると、主に細胞のエネルギー源となるブドウ糖を作ったり、たんぱく質の代謝をコントロールしたりする役割を担っています。コルチゾールは、この糖質コルチコイドの一種です。

コルチゾールの守備範囲は非常に広く、ストレスを感じるたびに、血糖、血圧、免疫機能、脳の覚醒に関わる神経作用などが正常に働くよう調整を行っています。

また、脂肪をエネルギー変換するために糖質を蓄えて、体の修復や疲労回復に必要なたんぱく質を使えるようにする働きもあります。

ストレスを受けると、体内に炎症が起きます。それを鎮めるためにコルチゾールが大量に生産され、分泌過剰になります。そして、ずっと分泌過剰状態が続くと、やがて副腎が疲れてバーンアウト(燃え尽き)し、コルチゾールがほとんど出なくなるような状態となります。副腎疲労は、このようにして起きるのです。

私たち家族が実際に副腎疲労に苦しみ、克服した経験

先ほど少し触れましたが、私（本間龍介）は副腎疲労を患っていました。しかも、かなり重症のものです。

中学生の頃から疲れやすい体質ではありましたが、研修医、大学院での研究と、ハードな生活を続けるうちに、ベッドからまったく起き上がれなくなりました。うつ病を疑われ、投薬を受けましたがまったく改善せず、困り果てていました。自分自身も苦しかったですが、大学病院の医師として激務をこなしながら私を支えている妻の良子も苦しんでいたことは想像に難くありません。

そんな時、良子が見つけてきたのが、この「副腎疲労」という概念だったのです。

私は疲れ切った副腎を少しでも回復させるため、生活習慣や食習慣を変えていきました。夜型だった生活を改め、長めの睡眠時間を確保します。さらにお

酒や添加物の多い食事を摂ると体調が悪化することに気づき、控えることにしました。

血糖値の上下によって感情を乱す原因になる、いわゆる〝白い食べ物〟——精製した砂糖、白米、うどん、そうめん類などは食べるのを避けて、無農薬の玄米、十割そばなどに切り替えました。コーヒーも控えて、お腹の調子を整えるためのハーブティーも飲みはじめました。

こうして少しずつ食生活を変え、並行してサプリメント治療などを受けていったところ、まるで苦しんでいた時期が嘘《うそ》のように元気になりました。たまに体調が崩れることはもちろんありますが、何日も寝込むことはなく、回復力が以前とは違います。

日本人は、15人にひとりの割合でうつ病を患っているといわれています。自分はうつかもしれないと苦しんでいる人の中に、副腎疲労が原因であるケースが含まれているのではないか、と私たちは考えています。

私のようにうつと診断されても、薬や治療がまったく効かずつらい気持ちを抱えている方は想像以上に多いのではないでしょうか。

私たちも実際に患者自身とそれを支える家族であったからこそ、実感を持って理解できることがたくさんあります。つらくて仕方がないことも、自暴自棄になってしまうこともあるでしょう。

これから自分に合った食事法を見つけて、しんどさを感じる毎日から一緒に抜け出しましょう。

ストレスは積み重なって大きくなる

これまでもお伝えしてきたように、副腎疲労の原因はストレスです。ストレスは体内で炎症を起こします。

ただ「ストレス」と言葉で表すと、職場や友人同士、家族間で発生する心理的なものというイメージが強いかもしれません。けれども副腎疲労の原因となるストレスはそれだけではありません。

副腎を疲れさせてしまう原因には、大きく分けて3つの要素があります。それぞれ「肉体的要因」、「メンタル的要因」、「環境要因」に分けられますが、実際にはいくつかの要因が重なっているケースがほとんどです。

［肉体的要因］

睡眠が取れない、忙しいなどの物理的な疲労によるもの。労働によって体が疲れている時には、疲労を回復するために副腎も働き続けている状態となります。「疲れたな」と感じたら、副腎も同じように疲労を溜めているのだと認識しましょう。

長時間労働、シフト制など不規則な交代制勤務、携帯電話やPCの明るい画面を見てブルーライトを浴び続けること、また持病や感染症なども原因となります。

人によっては、使っている枕などの寝具が合わないことが理由で疲れを溜めてしまっていたケースもありました。意外なものが疲労を増やしている可能性もあるのです。

［メンタル的要因］

心の負担になっているできごとが、副腎にコルチゾールを大量生産するように促します。

パワハラやいじめのようなつらさを感じる人間関係も原因のひとつですが、「会社や家庭で期待されていることに応えなければいけない」といった過剰な頑張りもまた大きな負担となります。また、結婚や昇進のようにいいことであっても、大きく環境が変わることで副腎がストレスを感じることも。

［環境要因］

私たちは自分の置かれている環境によって、知らないうちにストレスを溜めています。クリーニング店で使われる有機溶剤、食器用・衣類用の洗剤、柔軟剤などもそのひとつ。

我が家では、クリーニングから戻ってきた洋服は必ずカバーのビニールを外して、数日間有機溶剤を気化させ飛ばしてから着るようにしています。毎日使う洗剤や歯磨き粉も、添加物や強い香料を避けるといいですね。

もちろん体に摂り入れる食事もストレスとなります。食品添加物や、食生活そのものの変化も原因となります。

ほかには日常に生息しているカビ（エアコンや洗濯機で繁殖しているものなど）が、原因となることもあります。カビの毒素への耐性は、遺伝的に異なることが最近になってわかってきました。ハウスダストのアレルギーと間違われやすいものですが、マイコトキシンというカビ毒素をストレスとして認識するタイプの人がいるのです。

クリニックに通っていた患者さんでも、ずっと使っていた古い洗濯機を買い替えただけで、すっかり調子が良くなってしまったことがありました。洗濯槽の掃除をすると、黒いワカメみたいなものがたくさん取れますよね。あれがカビです。あのカビが出す毒素が悪さをしていたのです。椅子に座れないほどの

図1-2 ストレス3つの要素

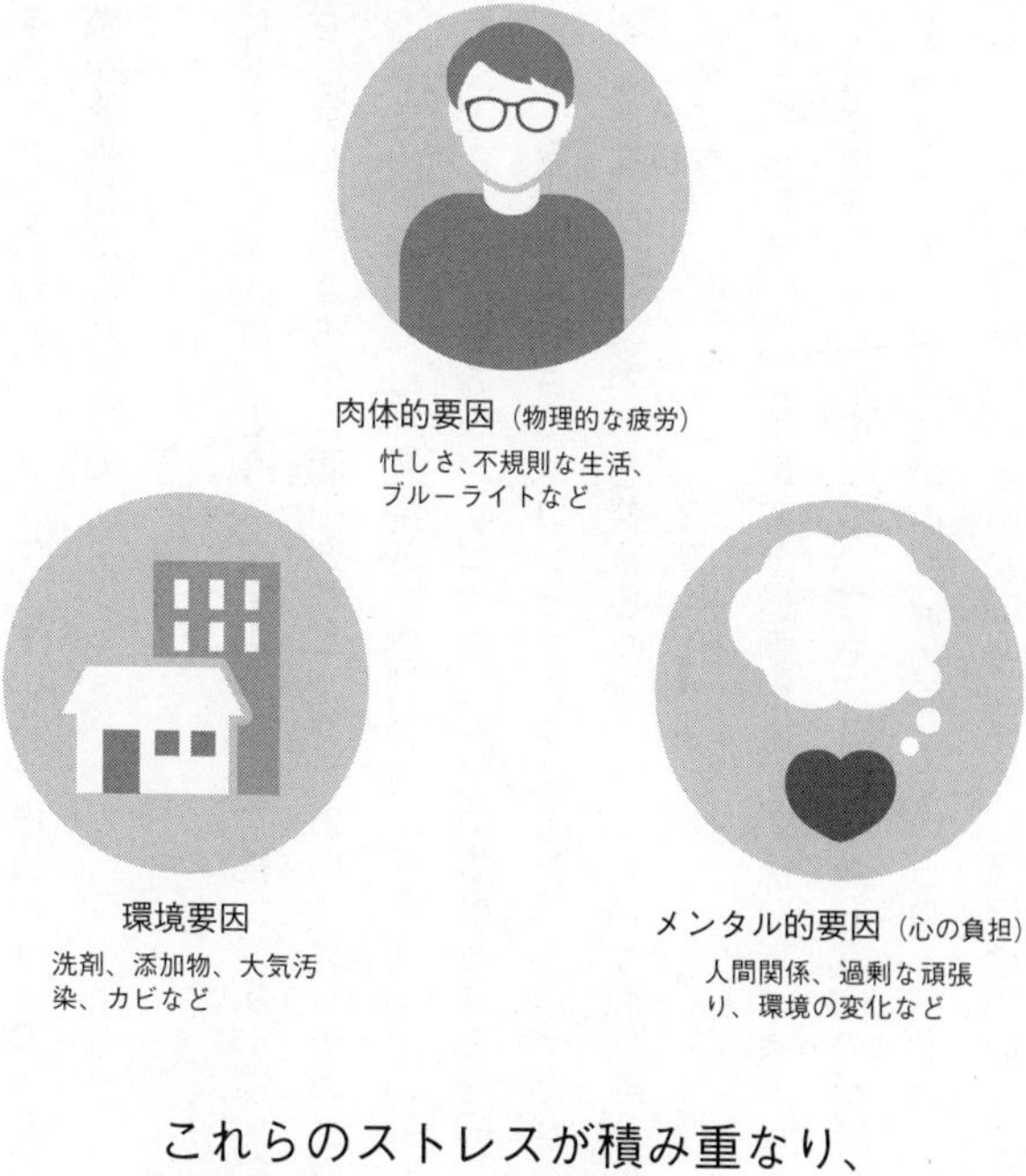
肉体的要因（物理的な疲労）
忙しさ、不規則な生活、ブルーライトなど
環境要因
洗剤、添加物、大気汚染、カビなど
メンタル的要因（心の負担）
人間関係、過剰な頑張り、環境の変化など

これらのストレスが積み重なり、
長期化することで蓄積されていく

全身痛を抱えていたのに、カビが生えている洗濯機がなくなっただけで、一週間で体調が改善したのだそうです。

また都会に暮らす人は、どうしても副腎疲労を抱えやすい環境にあります。

私たちは富山県魚津市《うおづ》の「浦田《うらた》クリニック」というアンチエイジングのための診察をしている場所でも、定期的に副腎疲労の患者さんを治療しています。

一見したところでは川崎のクリニックに来ている患者さんと同じような症状であっても、富山の患者さんはコンビニ食や加工食品を控えたり、3食きちんと食べることなど、食事内容を整えるだけであっという間に治ってしまうケースが多いのです。

都心での暮らしは、満員電車での通勤や人間関係など、ストレスがかかりやすいのは確かです。食べものについても、自然豊かな富山の新鮮な魚介類や露地《ろじ》野菜を毎日食べて、副腎にいい影響を与えているのではないでしょうか。

しかし、いくら副腎にいいといっても「すぐに環境のいいところに引っ越そう」とはいかないと思います。現実の生活と折り合いをつけながらストレスをマネジメントしていくことが重要です。

ストレスは、「量」、「強さ」、「期間」によって積み重なり、大きくなります。自分にとってストレスの原因となっていそうなものに気づいたら、そのストレス源の数をひとつでも減らすこと、ストレス源に近づかず逃げること、そして「ノー」という勇気を持つことです。いろいろな理由で難しければ、家族でも、友人でも、仕事仲間でも、まわりの人に「自分はこうしたい」という意思を、まずは伝えてみてください。

ホルモンの「快適な量」には個人差がある

では、どこからが「副腎疲労」なのでしょうか？　実は、健康診断の基準値のような絶対値はありません。

たとえばAさん、Bさん、Cさんの3人がいたとして、それぞれコルチゾールが同じ10段階のうち「4」くらい出ていたとします。しかし、Aさんにとっては不足していて体調が悪い、Bさんにとっては最適で体調がいい、Cさんにとっては多すぎて居心地が悪い、といったことは普通に起こり得ます。

大切なのは、**個人にとって快適なコルチゾールの分泌量を維持すること**、そしてストレスによる炎症を抑えるために使われる**コルチゾールをなるべく減らし、副腎を疲れさせないようにすること**です。

ホルモンのヒエラルキーとは

アトピー性皮膚炎など、さまざまな体の炎症を鎮めるために使われるステロイド薬は、副腎皮質ホルモンを人工的に作ったものです。自分の体で作り出すコルチゾールでは炎症が治まりきらないと医師が判断した場合に、ステロイドが処方されているのです。

ちなみに、ホルモンには生産される優先順位、図1－4のようなヒエラルキーが存在します。これは「もっとも生産の優先順位が高いのが性ホルモン」ということではなくその逆で、一番ベースに生きていくために必要な副腎のホル

図1-3　コルチゾールの適正な分泌量

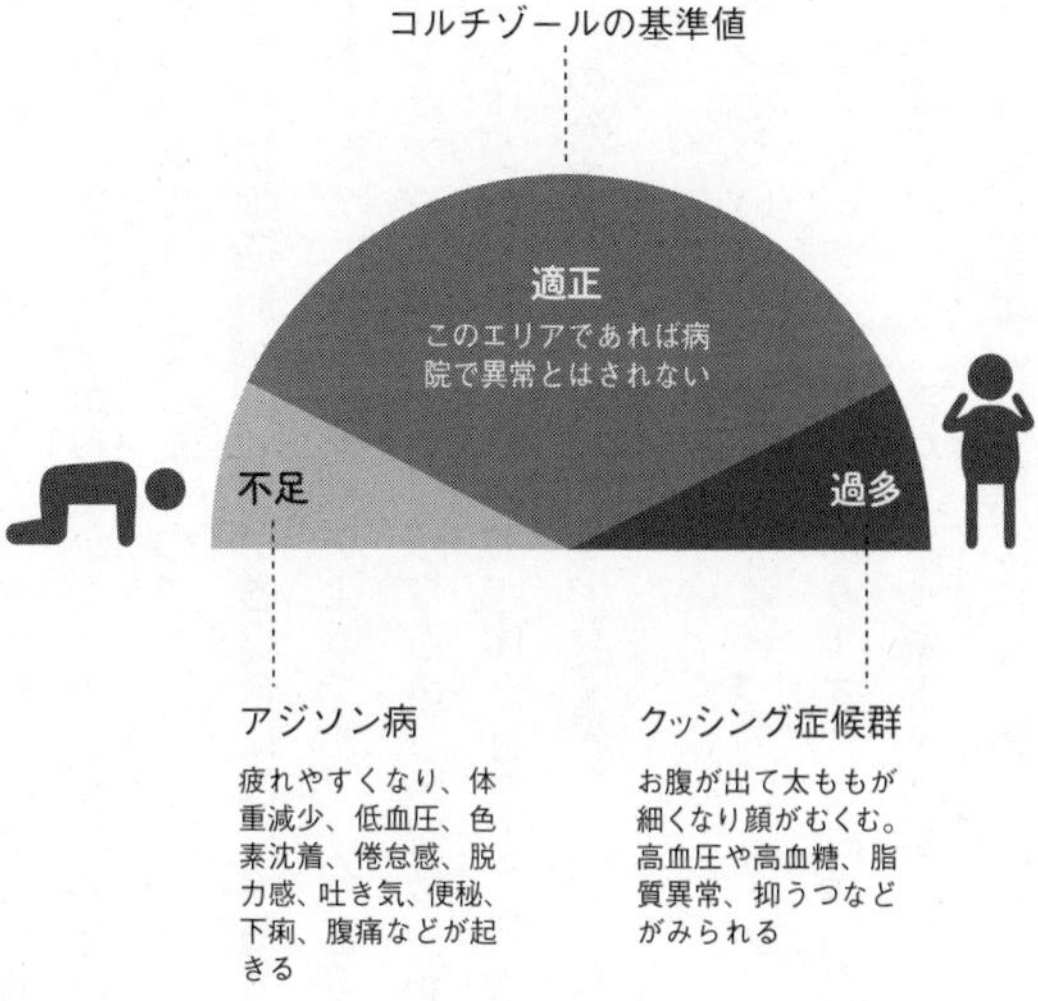
コルチゾールの基準値
適正
このエリアであれば病院で異常とはされない
不足
過多
アジソン病
疲れやすくなり、体重減少、低血圧、色素沈着、倦怠感、脱力感、吐き気、便秘、下痢、腹痛などが起きる
クッシング症候群
お腹が出て太ももが細くなり顔がむくむ。高血圧や高血糖、脂質異常、抑うつなどがみられる

正常範囲内でも個人によって
快適な分泌量が違うため、症状が出る

モンがあり、次に甲状腺が作りだすホルモン、最後に性ホルモンが続くという意味です。副腎のホルモンがしっかりと作られていないと、図上で上にあるホルモンも作られなくなってしまうのです。

橋本病など甲状腺機能が落ちている場合には、治療でも甲状腺ホルモンの数値ばかりを気にしてしまう人が多いようです。けれども甲状腺のホルモンは、譬《たと》えればガソリンやエンジンのようなもの。副腎疲労があるとエネルギッシュに動かれても体が耐えきれないので、体が自然と甲状腺ホルモンを抑えてしまい、「甲状腺の治療をしても、いまいち効果が上がらない」といったことが起こるのです。

性ホルモンについても、副腎が疲れきっている人が妊娠を希望しても、赤ちゃんを授かりにくいケースが多くあります。これは、自分の体ひとつを維持するのでも精一杯なのに、大きなエネルギーを必要とする妊娠・出産に体が耐え切れないと判断し、結果的に妊娠しにくい体になっているといえます。

私たちが診察している限りでは、特に明確な原因がなく不妊症で悩んでいる

図1-4 ホルモンのヒエラルキーとは

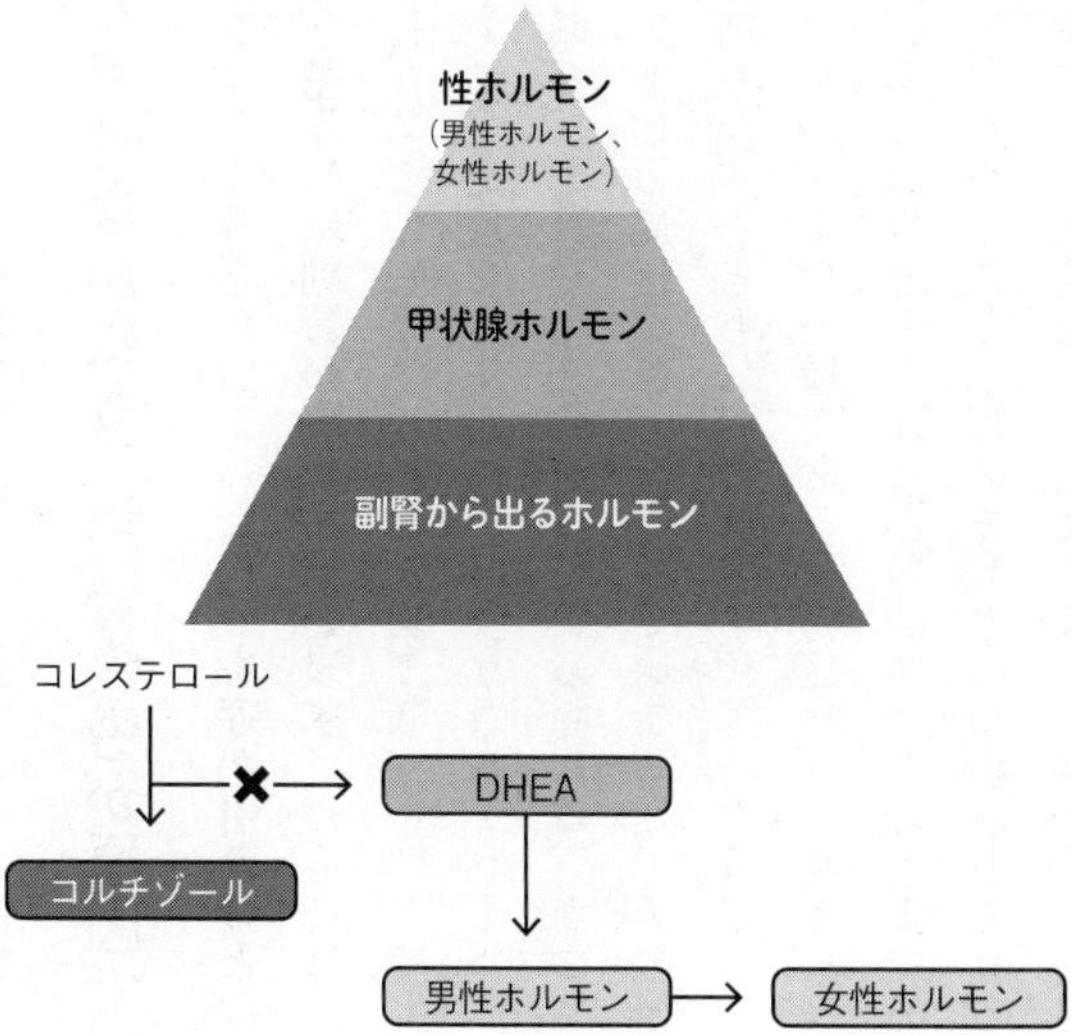

コルチゾールが少ないと
そちらが最優先になるので、
ほかのホルモンが作られにくくなる

人は、けっこうな確率で副腎疲労を抱えている印象があります。

こんな意外な病気も、副腎疲労が原因で起こる

ステロイド薬の話が出ましたが、**炎症が引き金となる「〜炎」とつくような病気は、基本的に副腎が関係しています。**炎症を抑えるホルモンを作るのが副腎の役目なので、たとえば気管支炎で咳がいつまでも止まらないのは、副腎疲労のせいで、炎症を治すために必要なコルチゾールが足りていないのです。

夫の龍介が副腎疲労を発症している時には、かつてないほどにアレルギーからくるアトピー症状がひどくなっていました。その後食事療法を取り入れて、元気を取り戻すとともに肌の状態も綺麗《きれい》になりました。

またアレルギーの一種である花粉症をはじめとした、治療にステロイドを使う病気のものはほとんどが、副腎疲労が関わっているといわれています。アトピー性皮膚炎や、スギやヒノキなどの花粉症もそうですね。

リウマチも、免疫機能の異常によって関節が炎症を起こして腫《は》れたり痛みを

感じたりする病気です。リウマチの患者さんたちには、副腎が正常に機能せず、コルチゾールの分泌異常が起きている人が多くいらっしゃいます。

気管支炎や喘息《ぜんそく》も、同様に副腎疲労と関連性が高い病気です。いつも呼吸器が不調であることで副腎疲労が起きることもありますし、反対に副腎疲労が原因で呼吸器疾患を招いてしまうこともあります。

また、副腎疲労はうつ病と誤診されているケースも多いです。

夫はかつて副腎疲労が原因で、うつ症状が出てしまっていました。本来、うつ病の治療であれば抗うつ剤を使って、不足している神経伝達物質を補うことで治療の効果が出ます。

うつ病の場合にはアドレナリンやドーパミンなどの、覚醒作用を持つ神経伝達物質と、気分の抑制や安定をさせるセロトニンが両方とも極度に減少することで起こります。そのため投薬によってそれぞれの神経伝達物質を増加させることで、状況の改善に繋がります。

しかし副腎疲労が原因のうつ症状である場合には、いくら抗うつ剤を飲んでもよくなりません。神経伝達物質だけの問題ではなくコルチゾールが適切に分泌されていないことで抑うつ気分になっているため、まずは感じているストレス源を取り除き、副腎の状態を整える必要があるのです。

流行りの健康法が悪影響になるケースも

その時々で流行《はや》りの健康法ってありますよね。塩麹《しおこうじ》が大ブームになったこともあれば、ココナッツ油が大きく取りあげられていた時期もありました。人気のテレビ番組で放送されると、翌日スーパーからその食材がなくなる現象は今でも起きているようです。

副腎疲労を抱えている人たちは、いわゆる「健康オタク」になりがちだといいます。体調が優れず、原因もよくわからないのですから、「とりあえず、何か体にいいことをしよう」という気持ちになるのは当然のことです。私（本間良子）も、夫が重い副腎疲労に苦しんでいる時は、科学的な判断をしないといけない医師であるにもかかわらず、アレルギーにいいという乳飲料を取り寄せたり、太陽光と同じ光が出て体内時計が整うというライトを買って、起き上がれない夫に当ててみたこともあります。

しかし、ある人にどれだけ効果が出たとしても、すべての人に必ず効くという魔法のような健康法はありません。たとえば、塩麹は発酵食品なので、お腹の調子がよくない人にはお腹の張りを強める原因になり、向いていません（詳細は後述します）。

ほかにも、疲れている人には向かない健康法があります。

近年、オーガニックのコーヒーにグラスフェッド（牧草のみで育てた牛）のギー（バターを煮詰めて作る純粋な乳脂肪）を入れた「バターコーヒー（完全無欠コーヒー）」が流行しています。シリコンバレーで働くビジネスマンであるデイヴ・アスプリー氏が、自身の著書『シリコンバレー式　自分を変える最強の食事』（ダイヤモンド社）で紹介していたものです。

デイヴ・アスプリー氏は、実際にこのバターコーヒーを毎日飲むことによって、150キロもあった体重を100キロ以下に落とすことに成功したのだそうです。腹もちがよく、パワフルに仕事をするための必需品であると紹介されています。

この方法、副腎が疲れていないのであれば何も問題はありませんが（私たちも試してみましたが、なかなかいい感じでした）、副腎疲労があって、一日に何杯もコーヒーを飲んでしまうようなら、体が中毒のようにカフェインを欲している状態なので控えたほうがいいでしょう。

ちなみに、先日アメリカの学会に出席した際に、食事療法についてドクターと意見を交わしたところ、食事療法はローテーションで試すそうです。たとえば最初にLOW FODMAP（発酵性のある炭水化物を減らす療法）を試して、ダメだったらSCD（低炭水化物ダイエットのような療法）に移行する。これもいまひとつ合わないようだったら低シュウ酸ダイエット……など。ベテランの名医でも、「これが必ず効く」という鉄板の療法はなく、その人に効果が出るかもしれない方法をひとつひとつ試して、可能性を探っていくのです。

さあ、はじめよう！

ここまでざっと見てきて、「これは自分のことだ」「これは家族のことだ」など、思い当たることはありましたか。

それは、きっと食事の改善でプラスの方向に持って行けます。

副腎を回復させる食事なんて、難しそう……とお思いでしょうか。

実は、難しいことは一切ありません。

私たちの患者さんにも、忙しい人、気力がない人、たくさんいらっしゃいます。

そんな方でもすぐに実践できるよう、診察室で試行錯誤した内容を、次章からご紹介します。

また、編集部からのリクエストにこたえて、私たちが実際に食べているものについても少しだけ紹介しています。私たち夫婦も、医師として忙しく働きながらふたりの子供を育てています。そんな私たちの家庭でのシンプルな実践も、参考になる人がいらっしゃれば幸いです。

さあ、さっそく、食事の改善をはじめましょう！

それがあなたの望む、疲労感から解放された人生を歩む、最初の一歩です。

コラム 1　こんな**症状**はありませんか?

風邪をひくと咳が止まらなくなる

Aさん

- 20代女性
- 激務で体調を崩し休職。お母さんに連れられて来院
- 風邪をひきやすくなったという自覚症状あり
- 食事には気を使っていたと本人談

Aさんは、金融系の企業で働いています。仕事が大変忙しく、取引先との付き合いもあって毎日のように会食の場でお酒を口にしています。

もともとは地方の出身ですが、大学進学を機に東京でひとり暮らしを始めました。学生の頃は節約のためもあって自炊をしていたものの、仕事をしだしてからは、忙しさのあまり食生活が乱れがちになってしまいました。

激務のうえに接待が続き、とうとう入社してから3年目を迎える頃にAさんは体調不良によって休職してしまいます。いくら眠ってもベッドから起き上がれないほど疲れきり、気持ちも不安定でとても出社できる状態ではありませんでした。

休職の知らせを聞くとすぐに、お母さんが駆けつけてくれました。娘の食生活に驚きながらも、和食を中心としてご飯や味噌《みそ》汁、ひじき、焼き魚など家庭で食べるご飯を実家にいた時と同じように毎日作って支えてくれたのです。

お母さんの作ったご飯を食べながらゆっくりと静養したAさんは、元気を取り戻して会社に戻ることができました。

再びバリバリと働きはじめたAさんですが、数カ月後にはまた倒れてしまいます。仕事が嫌いだったわけでもなく、特に持病もありません。一度目も二度目も風邪をひいたら治りにくい自覚があったくらいで、ほかに体調の悪さを感じることはなかったそうです。

Aさんは、なぜ休職するほどに体調を崩してしまったのでしょうか？

実は彼女は一日3食、しっかり食事を摂っていたにもかかわらず、栄養不足のような状態になっていました。

二度目に休職をしたタイミングでお母さんに連れられてクリニックにやってきたAさんに、まずはいつもの食生活を書き出してもらいました。するとコンビニでサラダと、焼き魚の入った幕の内弁当や野菜ジュースを買うなど、忙しいながらも気を使って健康によさそうなメニューを選んでいたことがわかりました。

これらは赤や黄色、緑など色あいが目にも鮮やかな、見た目はとても美しい食事です。でも、私たち専門家のあいだでは〝エンプティーフード〟とよばれています。つまり、栄養が失われた、空っぽの食事なのです。

たとえば自宅でサラダを作ると、野菜を切ったあとに2時間も冷蔵庫で保存していたら、色が悪くなってしんなりしませんか？　それなのに、コンビニのサラダは一日経《た》っても綺麗な色で、歯ごたえもシャキシャキしています。これは発色をよくして長持ちさせるため、薬品に漬けているからできること。ビタミンCをはじめとした栄養は洗い流されてしまいます。

チルド棚に並べられた煮物も、色とりどりで綺麗です。しかし、これも不思議な気がしませんか？　自分で煮物を作ったとしたら、にんじんはあれほど真っ赤な色になるでしょうか。緑のふきは、もっとお醤油《しょうゆ》の色に染まっているはずだと思いませんか？

野菜の変色を防ぐ薬品のひとつとして、「リン酸塩」が使われています。リン酸塩とは、ミネラルを取り除くための薬です。野菜からミネラルが抜けると、いくら煮込んでも変色しません。

もちろん、野菜だけがこの状態なわけではありません。肉も安く大量に準備するために、飼育時点から大量の抗生物質を家畜に与えて、ぎゅうぎゅうの施設で育てます。そうすることで、十分なスペースがなく悪い餌を与えていても、感染症にかかりにくいからです。

さらに、野菜ジュースで野菜を摂った気になる人もいますが、野菜ジュースは野菜の代わりにはなりません。

コンビニで調達できるお弁当や野菜ジュースなどでいくら品数を揃《そろ》えても、栄養は満たされません。Aさんが元気になったきっかけは、お母さんが作った、ごく普通の家庭食でした。なにも特別に高価な食材を買う必要はなく、普通のスーパーで買った肉や魚と野菜を炒《いた》めるだけ、焼くだけでいいのです。

もしも倒れてしまうほどにビタミンやミネラルが欠乏してしまうと、栄養が満たされて、体調がすっかり元に戻るまでに数カ月かかってしまいます。

またこれほどひどくならなかったとしても、Aさんの初期症状であった「風邪をひくと、咳がいつまでも治らない」という悩みはよく聞きます。これは副腎疲労によって風邪からの上気道感染症が長引きやすいことが原因です。

外来で不定愁訴《しゅうそ》（はっきりした理由や原因がわからない体調不良）のある方に食事のメニューを聞くと、朝食は食べないか、コンビニの惣菜パンとコーヒースタンドで甘いコーヒーを買い、会社のデスクなどで食べています。そして、昼食はコンビニ弁当やラーメンなど。これで体調を崩さないわけがありません。

第2章

抜けない疲れを取る食事法

疲れた体を回復させる食事15のルール

ルール① 3食すべてでたんぱく質、脂質を摂る

みなさんは、朝・昼・晩、一日の食事すべてで、たんぱく質を摂っていますか？

副腎機能が低下している人は、腸の消化・吸収の機能が落ちており、また本来なら朝にたくさん分泌されるコルチゾールが思うように出ないため、朝から元気が出ない人が多いです。そのため、できるだけ朝食を含めたすべての食事で、エネルギー源となる炭水化物のほかに、ホルモンや体の組織の材料となるたんぱく質、脂質を摂ることが大切です。

特に私たちがぜひ摂ってほしいのは**「肉」**と**「新鮮な野菜」**です。

肉は鶏や豚、できればグラスフェッド（牧草飼育）の牛肉を選んでください。

良質なたんぱく質と脂質が摂れます。

魚もオメガ3系の良質な脂を含むのですが、食物連鎖で体に炎症を起こす重金属を蓄積していることがあります。大型魚を避けて、アジやイワシなどの青魚を、週に1〜2回くらいを目安とします。

魚の脂はとても体にいいので、フィッシュオイルのサプリメントで摂取するのがオススメです（P122）。魚以外にも、オメガ3系脂肪酸の一種であるα－リノレン酸を含む亜麻仁《あまに》油やえごま油を、抗酸化作用のあるフィトケミカルを豊富に含む新鮮な野菜にかけていただくとよいでしょう。

ダイエットをしている女性で多いのは、炭水化物を極端に減らしてエネルギー不足に陥るケース、またカロリーが高いからと肉を控えていることで、かえってむくみがひどくなってしまうケースです。

これは血液中のたんぱく質が少なくなって、水分の割合が多くなることを防ぐために、水分が血管外に排出されることで起こります。外に出された水分は血管の外側に溜まるので、指で押さえると跡がついてしまうようなむくみとなって現れてしまうのです。

よく「ダイエットをしていると、むくみやすくなる」と聞くのは、カロリーなどを極端に減らしてしまうことで体が危機的状態だと勘違いして水分を溜め込むモードになること、そしてサラダなどを中心として肉や魚を食べず、たんぱく質を減らしてしまうことが原因です。

たんぱく質を減らすと、全身にも負担がかかります。その理由は髪の毛や皮膚、筋肉、骨などもたんぱく質で構成されているから。代謝に関わる酵素も元はたんぱく質なので、不足によって脂肪燃焼や水分代謝をはじめ、解毒をする肝臓や腎臓も正しく動かなくなってしまいます。

そうはいっても、最初にお話ししたように、副腎疲労によって腸が疲れていると、急にたくさんの肉を食べる気にならないのも事実です。

そんな場合には、ほんの少しずつでいいので、調理の工夫をしながら、毎回の食事に肉を加えていっていただけたらと思います。

私たちが患者さんにオススメしているのは、生姜《しょうが》焼きとスープです。

生姜焼きは、フライパンで焼いたお肉に、生姜、みりん、酒、醤油を1：1：1：1で入れて味付けをするととても上手にできます。さっと炒める、焼くという調理方法は、料理初心者の方にも手軽で、洗い物もフライパンひとつで済みます。疲れている人には重要な部分です。

冷蔵庫にある野菜と肉を一緒に鍋に放りこんでスープにするのもいいでしょう。これも洗い物が少なく済むうえ、翌日以降のおかずにもなりますので、汁物の作り溜めは我が家でもよくやります。どちらも、さっぱりと肉を摂ることができます。

ただ、食事の回数に関しては、一日3回が合う人だけではありません。2回がいい人、5、6回に分けたほうがいい人、まちまちです。

また、朝たんぱく質を摂ると胃がもたれるという人ももちろんいます。そういう方は、無理をする必要はありません。

この章の後ろにある「自分の体に合うもの、合わないものの見つけ方」を参考に、食事日記をつけていただきながらいろいろと試して、自分に合った回数を見つけていただくのがいいと思います。

また、腎臓が悪い人はたんぱく質を控えるように主治医の方から言われていると思います。これはあくまでも持病等のない方のお話であることにご留意ください。

どんなメニューが理想的？

我が家では肉を焼いたものに生野菜のサラダを添えて、朝食としています。肉の種類はそのときどきで、チキンだったり豚肉だったりとさまざまです。

夫や子供たちは、それと一緒に炊いたご飯を食べています。私は朝食からたくさんの肉は食べられないため、豆腐など豆製品もあわせてたんぱく質を摂るようにしています。

朝食の定番である和食ももちろんオススメです。お味噌汁、焼き魚、納豆、少量のご飯にオリーブオイルと塩をかけたシンプルなサラダを足してみてください。旅館の朝食で出てくるようなこのメニューは本当にバランスがよく、副腎の調子を整えるのにぴったりです。

ご飯は白米よりも、玄米などの未精製米をできるだけ選ぶようにしましょう。そのほうが血糖値の上昇がより緩やかで太りにくく、さらにほかの栄養素も同時に摂ることができます。ただし、玄米を食べるとお腹が張ったように感じる人は、無理に玄米を選ぶ必要はありません。

どんなに体調がいい場合でも、ドーナツや、ジャムを塗ったパンと砂糖入

図2-1 理想的なメニュー

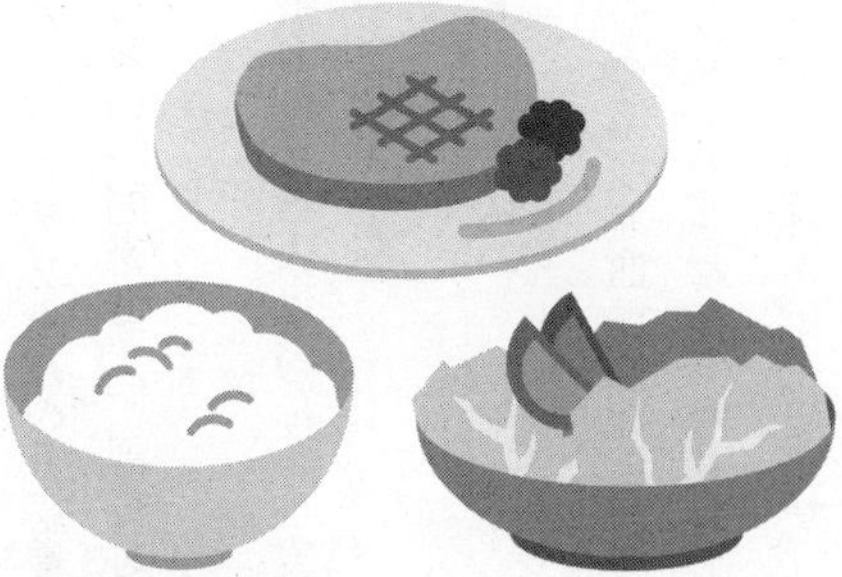

1回の食事で炭水化物、たんぱく質、
脂質をきちんと摂るのが大切

りのコーヒーのみの洋風の朝食は、控えていただきたいメニューです。この組み合わせは小麦粉と砂糖の相乗効果で血糖値を勢いよくあげ、さらにコルチゾールの濃度も急に上昇させてしまうのです。朝はコルチゾールの分泌量が一日のうちで一番高く、副腎の仕事量がもっとも多い時間帯です。副腎を傷めつけ、疲れを増大させます。

また、ルール⑤で詳しく説明しますが、疲れている人は特に、小麦粉や牛乳、砂糖の摂取は控えることが望ましいと考えています。

ルール② 血糖値を急上昇・急降下させない

食べ物を食べると、血液中の糖分（ブドウ糖）の濃度＝血糖値が上がります。すると膵《すい》臓からインスリンとよばれるホルモンが分泌されて、糖質をエネルギーとして筋肉と脂肪細胞に取りこみます。こうした仕組みがあることで、通常は食事後にいったん血糖値が上がったとしても、しばらくすると元の値に戻るのです。

血糖値そのものが上下するのは、生き物として自然なこと。けれども、上がった血糖値が急に下がると、気分が不安定になったりイライラしたりしやすくなります。副腎からは血糖値を上げるホルモンが出ます。そのため副腎疲労があると血糖値のアップダウンが激しくなりがちな方が多いです。

炭水化物は、摂取のしかたが血糖値にそのまま反映されてしまう食べ物です。一番血糖値が上がりやすい食べ方は、砂糖たっぷりの甘いコーヒーと一緒に、これまた甘いチョコレートやドーナツを食べること。これは私たち医師から見ると、まるで血糖値を上げたくて（イライラしたり、落ち込みたくて）食べている食事のように感じます。

特に朝は血糖値のスパイク（急上昇）が起こりやすく、糖尿病患者にとってもっとも気をつけるべき時間帯であることが、近年の研究でわかってきています。先述のコルチゾールの分泌の観点からも、血糖値コントロールの観点からも、朝食にこのメニューを選ぶことは避けたほうがいいでしょう。

血糖値を乱しにくい食べ方って？

白米は血糖値を上げますがとても美味しく、日本の繊細な食材にとてもよく合います。我が家でも子供たちは白米が大好き。玄米に完全にシフトすることは難しいので、おかずに合わせて玄米、白米をチョイスすることにしています。

炭水化物を摂る前にサラダなどで食物繊維を補ったり、炒め油やドレッシングに良質の油を使ったりすることで、急激な血糖値の上昇を避けることができます。

お付き合いの会食等で、「なにを食べるか」を自由に決められないことも多いと思います。白米など、血糖値を上げやすい食材を食べる場合には、ご飯の前にお味噌汁やおかずから先に箸《はし》をつける食べ方の工夫をしてみてください。

また、血糖値の上昇を緩やかにしてくれますので、炭水化物の前にたんぱく質を摂ることを、自分のルールとして定着させてしまうといいですよ。

もし炭水化物を減らして、調子が悪くなるようなら減らすのではなく、このように食べ方を変えるのがオススメです。

血糖値を上げにくい間食のしかた

副腎疲労があると、疲れてきた時に飴《あめ》やチョコレートをつい口にする習慣をつけてしまう人が多いようです。これらは砂糖の塊《かたまり》で、食べるとたちまち血糖値が上がってしまいます。

その後しばらくすると血糖値が急激に落ちるので、さらに体がチョコレートを欲してまた食べる……ということを繰り返していると、血糖値は急上昇・急下降を繰り返すことになります。

食事の合間に小腹が空いて口さびしくなってしまう場合には、砂糖を使ったお菓子ではなく、ナッツや梅干しを摂るようにしてみましょう（ただし梅干しは砂糖やはちみつが添加された甘いものや、保存料や着色料が使われた商品が多いため、原材料のラベルをよく確認して、できるだけ添加物が少なく、しょっぱいものを選ぶようにしてください）。これらを摂るようになると、急激にお腹が空くような感覚も少しずつ癒されてくるはずです。

梅干しはいいですが、ドライフルーツはいけません。ドライフルーツは一見体にいいですが、糖質の塊で、血糖値を急激に上げてしまいます。

人工甘味料は控えて

最近ではノンシュガー＆ノンカロリーだけれども甘さを感じる、人工甘味料のお菓子や飲み物も増えてきました。血糖値コントロールやダイエットのためにこのようなものを選んでしまいがちなところですが、人工甘味料が含まれているものは医師としては推奨できない食品です。

人工甘味料は本物の砂糖よりも甘く作られていて、その甘さに慣れてしまうと、脳がさらなる甘さを欲してもっと甘いものを求めるようになってしまいます。

また医学的な問題点として、いくら食べても血糖値は上がらないはずが、実は血糖値が不安定になる、インスリンが出てしまうことがありえるという論文が出てきています。また、実際に甘いのに血糖値は上がらないことから、脳内が不安定になるのです。※7 人工甘味料を摂るくらいなら、砂糖を少量だけ使った煮物などを食べたほうがよほど体のためになります。

間食として甘いものを食べたくなった時には、季節の果物を選ぶようにしましょう。果物にも果糖が含まれているのですが、新鮮な果物からは豊かなビタミンやミネラルを補給することができます。

夜中に目が覚めるのは血糖値の低下のせい

夜中に怖い夢を見たような気がして目が覚め、心臓がドキドキして寝汗をかいていた、なんて経験はありますか。連日これが続いているという人も、もしかしたらいらっしゃるのではないでしょうか。

実はこれ、**夜中に血糖値が下がっているせいなのです。**

寝る前に血糖値が上がりやすい食べ物を食べてしまうと、血糖値とインスリンの分泌は急上昇します。そのあと、急激に上がった血糖値とインスリンは急下降しますが、その際に反動で下がりすぎてしまうのです。

健康な人であれば、副腎がセーフティーネットになり、下がりすぎた血糖値をうまく調整してくれるのですが、副腎が疲れているとそれもできないので、「危機だ！」と判断した脳からカテコラミン（カテコールアミンとも。アドレナリン・ノルアドレナリン・ドーパミンなど）がバーッと出てしまい、夜中に目が覚めてしまう……という方がいます。

なので、夜の食事では、血糖値が下がりすぎないよう、きちんとたんぱく質を摂りましょう。また夜、ダイエットや消化器系を休めようという目的で、お粥《かゆ》など消化が楽なものだけにすると血糖値が急激に下がりやすい方も時にいらっしゃいます。ほどほどの量、炭水化物と脂質とたんぱく質を摂るというのが、やはり体のためにはよろしいかと思います。

ルール③　減塩しない、油をカットしすぎない

世の中は相変わらず減塩ブームです。高血圧や腎臓病など、減塩が必要な人

ももちろんいます。

しかし、副腎が疲れている人たちには、**減塩がかえってマイナスとなっていることがあります。**

副腎で生産されているホルモンに、「鉱質コルチコイド」（ミネラルコルチコイド）というものがあります。鉱質コルチコイドの一種である「アルドステロン」は、血液や体液の量、ナトリウム、カリウム、マグネシウムなど、ミネラルの濃度を調整しています。

副腎疲労が起きることでアルドステロンが十分に分泌されないと、ナトリウムが水分とともに尿として出ていってしまうのです。その結果、ナトリウム不足となり、脱水症状も起こります。

さらに細胞内のナトリウムとカリウムの比率を一定に保つ必要があるため、カリウムも流れ出てしまいます。

いつもはそんなことをしないのに、疲れた時にはついフライドポテトやスナック菓子などしょっぱいものを食べてしまった経験ってありませんか？

それは、このようなメカニズムで、体の細胞がナトリウム不足になっているのが原因です。

ナトリウム不足を知るためには、自分の味覚に聞いてみるのが一番。いつもはしょっぱい梅干しや塩水が美味《おい》しく感じられたら、ナトリウム不足のサインです。

疲れている方は、毎朝、自分が美味しいと感じる濃さの塩を入れた水を飲んでみましょう。美味しくない人は、無理に飲む必要はありません。

また、塩は海塩や岩塩など、天然のミネラルが含まれた塩を選びましょう。

夫は夏場、塩を加えた自作のビタミンドリンクを持ち歩いています（体質の違う私は、とても塩辛くて飲めないのですが）。

また、子供もしょっぱいものが大好きです。子供って大汗かきで、頭や服が塩を吹いていることもありますよね。自然と体が不足したナトリウムを欲しているのです。

同様に、鶏肉の皮や脂身も摂らないほうがいいという風潮がありますが、カットしすぎるのはよくありません。コレステロールはホルモンの材料になるからです。

悪玉コレステロール（ＬＤＬ）というのは、名前こそ悪玉とついていますが、コルチゾールの材料であり、男性ホルモン、女性ホルモンの材料です。単なる悪者ではないのです。

閉経後の女性や60代以上の男性のコレステロール値が上がるのは、ホルモンを一生懸命作ろうとしているからなのです。

コレステロール値が高いことで心筋梗塞《しんきんこうそく》など循環器系のリスクは上がりますが、少し高めのほうが長生きするというデータもあります。

だから私たちも、20代の方にＬＤＬコレステロールが２００と言われたら「下げましょう」と言いますが、60代、70代の患者さんで基礎疾患もなく１５０～１６０なら「ああ、いいんじゃない。ちょうどいいじゃないですか」と申し上げると思います。

ルール④　ビタミンB群を摂る

副腎疲労があると、ビタミンB群が不足しがちになります。ビタミンB群は筋肉や骨、脳、神経など体中のありとあらゆる箇所を作るのに必要な栄養素です。けれども水溶性のビタミンであるため、絶えず補給をする必要があります。

なぜ副腎疲労があるとビタミンB群が不足するかというと、私たちがストレスを感じた時、コルチゾールなどのホルモンを生産するためにこの栄養素を大量に消費してしまうためです。現代では長時間スマホやPCを使い、常時頭を使ってストレスを抱えることが多いため、そのぶんビタミンB群を多く摂らなくてはいけません。

ビタミンB群にはどんなものがあるか、以下に解説します。

［ビタミンB_1（チアミン）］

多く含まれる食品：豚肉、豆類、胚芽米や玄米など

糖質をエネルギーに変えるビタミンです。副腎がストレスに対処するのをサポートするほか、甲状腺ホルモンの代謝などさまざまな働きをします。

［ビタミンB_2（リボフラビン）］

多く含まれる食品：うなぎ、納豆、卵、葉物野菜など

皮膚や粘膜を丈夫にするビタミンです。不足すると肌荒れや口内炎などの原因になります。糖質や脂質、たんぱく質などを体内でエネルギーに変える際に重要な働きをしています。黄色の水溶性のビタミンです。ビタミン剤を飲むと尿が黄色くなりますが、それはこのビタミンの色です。

［ビタミンB_3（ナイアシン）］

多く含まれる食品：レバー、魚介類、肉類など

糖質、脂質、たんぱく質などをエネルギーに変える酵素を助ける重要な働きをしています。不足すると食欲不振、皮膚炎などが起こります。体内でトリプトファンという必須アミノ酸から合成することもできますが、副腎疲労の方はこのトリプトファンが不足しているケースが多いです。

［ビタミンB_5（パントテン酸）］

多く含まれる食品：サケ・イワシなど魚介類、肉類、卵など

パントテンとは、「広くどこにでもある」というギリシア語に由来します。その名の通り、さまざまな食品に含まれていて、腸内細菌によっても合成されます。

抗ストレス・ビタミンともよばれるほど、ストレスが多い人には欠かせません。副腎がコルチゾールを作るために必須の物質です。

［ビタミンB_6（ピリドキシン）］

多く含まれる食品：カツオ・マグロなどの魚介類、肉類、バナナなど
たんぱく質や脂肪の吸収、免疫システムの維持に必要なものです。化学物質の解毒にも、重要な働きをしています。腸内細菌によっても作られるのでお腹のトラブルがある方や、抗生物質をよく飲む人は不足しがちです。皮膚のトラブルや口内炎、貧血などが起こります。

［ビタミンB_{12}（コバラミン）］

多く含まれる食品：シジミ・アサリなどの貝類、魚類、肉類など
ビタミンB_{12}は、潜在性ビタミン欠乏性貧血の予防に有効なビタミンです。この貧血は鉄分不足ではなく、ビタミンB_{12}と葉酸の不足によって赤血球の形成や再生がうまくいかないことで起こります。全身のだるさやめまい、動悸《どうき》、息切れが出てきます。医療機関でも、見逃されやすい貧血です。

【葉酸】

多く含まれる食品：緑黄色野菜、イチゴなど

核酸を合成するなど重要な働きをする栄養素です。また「妊娠希望の人は葉酸を摂るように」といわれるように、妊娠初期の摂取で胎児の神経管の発育不全のリスクを下げます。妊婦さんだけでなく、大人の循環器系の疾患を防ぐ効果も報告されています。特に葉酸は人工のもの（Folic Acid）ではなく天然の葉酸（Folate）であることが大切です。

【ビオチン】

多く含まれる食品：レバー、卵黄、魚介類、キノコ類、ナッツ類など

皮膚や髪、爪の健康を維持するビタミンです。糖質、脂質、たんぱく質などをエネルギーに変える際にも役立っています。不足すると免疫が低下したり、インスリンの分泌に影響を与えます。

図2-2　ビタミンB群を多く含む食品

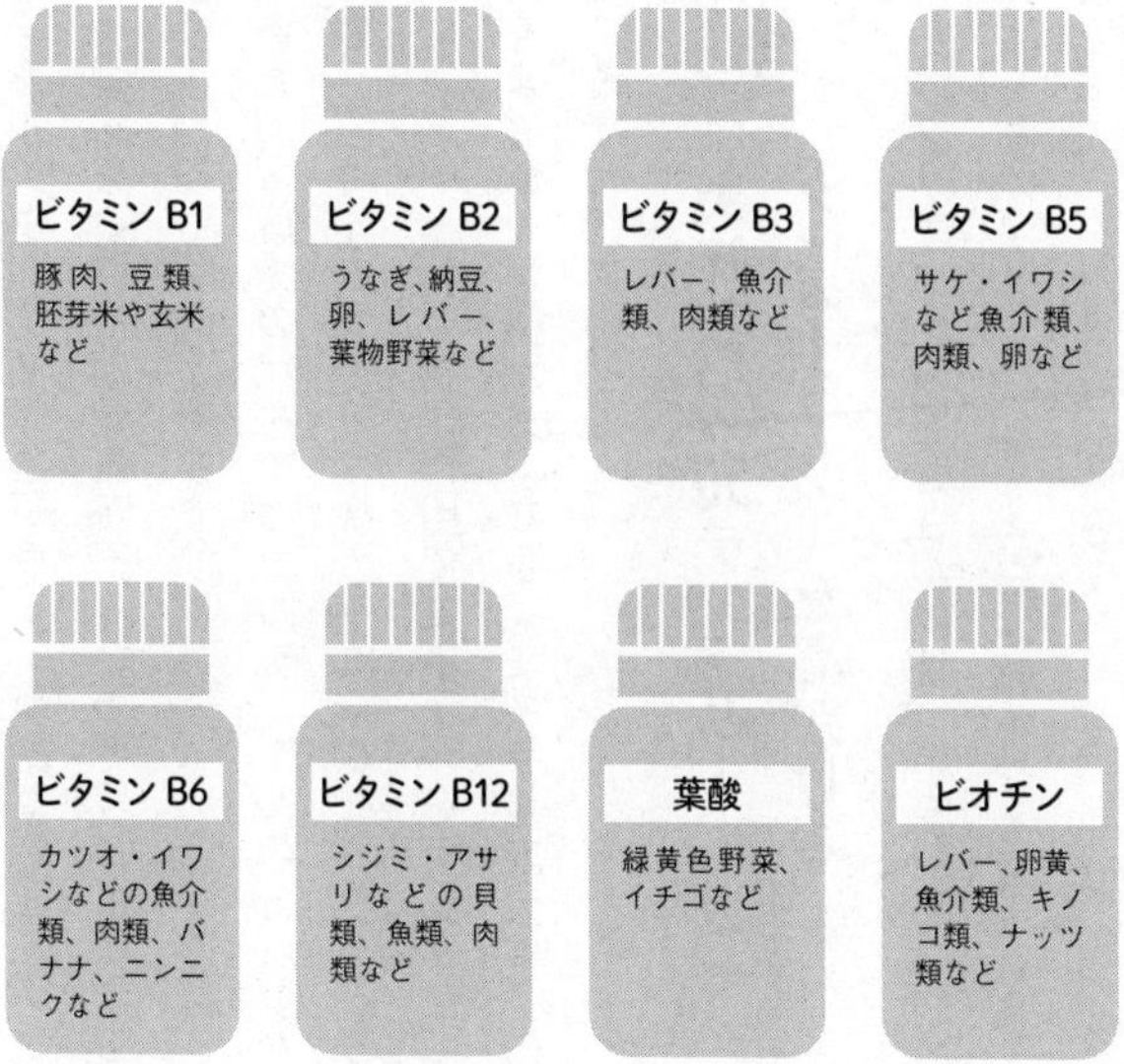

ビタミンB群は
体作りの根幹に関わってくる栄養素。
しっかり補給しよう

また、カルシウム、マグネシウム、亜鉛など、ミネラルの摂取も忘れずに。

副腎疲労がある場合は元気が出ないので、コーヒーのカフェインについ頼ってしまう人が多い傾向があります。

もともと副腎疲労の状態ではコルチゾールの分泌量が少なくなっています。そのため、体にミネラルを取り込みにくくなっているのです。

さらにカフェインの利尿作用でミネラルを流出させてしまうため、もしもコーヒーをよく飲む習慣があるなら、ミネラル成分は特に気にして取り入れるようにしてみてください。

ルール⑤　美味しいグルテンフリー、カゼインフリー、シュガーフリーを心がける

私たちのクリニックの患者さんには、小麦製品をやめる（グルテンフリー）、乳製品をやめる（カゼインフリー）、白砂糖をやめる（シュガーフリー）ことを推奨しています。

これだけでも体が回復してくる方が大勢いらっしゃいます。

世界王者ジョコビッチ選手の秘密はグルテンフリー

この中でも近年、グルテンフリーは特に注目を集めています。自身が小麦に含まれるグルテンで腸管に穴があくセリアック病を患っていたことを告白し、グルテンフリーを含む食事の改善で世界最強の選手となった秘密を明かしたノバク・ジョコビッチ選手の著書『ジョコビッチの生まれ変わる食事（原題：Serve To Win）』（三五館）は世界中で翻訳され、日本でもベストセラーとなりました。日本では一部の健康マニアや美容マニアの間でのブームというイメージですが、アメリカのスーパーではグルテンフリーの食品が一般的に売られており、食材のありふれた選択肢のひとつとなっています。

小麦を食べ続けていると、腸にカビの一種である「カンジダ」が増殖します。このカビ自体は常在菌とよばれる、人が生活する環境のどこにでもいるありふれた菌です。「体の中にカビがいる」と聞くとびっくりしてしまうかもしれませんが、腸の中で善玉菌と悪玉菌のバランスがよければ、なにも問題はありません。

けれども疲れや食生活の乱れによって悪玉菌が優勢になると、一気にカンジダが増えてしまうのです。するとカビが増えることを抑えようと、体の免疫機能が働きます。この時に免疫が攻撃をすることで、腸の粘膜が傷ついてしまいます。それによって、腸壁から栄養素を吸収する力が落ち、便秘や下痢を繰り返す原因になります。※8

小麦粉はカンジダの養分になるだけでなく、食べ続けていることで「小麦粉中毒症」ともいえる症状が現れます。小麦成分のグルテンには、「グルテオモルフィン」という、モルヒネに似た化合物が含まれています。この成分は脳内に入ると幸せな満たされた気分にさせる作用があるため、「小麦製品をもっと食べたい」と、まるで麻薬のような中毒作用を起こすのです。※9

日常的なグルテンの摂取は、パンや麺《めん》を食べることが病みつきになるだけでなく、食後に頭がボーッとする・集中力がでないなどの症状をもたらします。

さらに、グルテンを構成するたんぱく質のひとつ「グリアジン」の悪影響も重要なポイントです。

グリアジンは、医師の間では小児の小麦アレルギーや、運動誘発の小麦アレルギーなどを惹き起こす物質として知られていますが、それ以外にもさまざまな悪さをすることがわかってきています。

このグリアジンは、脳の細胞や、脳内のシナプス間の伝達を担う物質、血液脳関門（Blood-Brain barrier）のバリア機能を果たす細胞など、人体の中に似た物質がたくさんあり、そこでエラーや炎症を惹き起こしてしまうのです。さらに、神経にはスピーディーに情報を流すために絶縁体が巻かれていて、その絶縁体をミエリンといいます。このミエリンも、グリアジンに似ているといわれています。グリアジンは、神経伝達にも影響を及ぼすのです。

カゼインフリーで葉酸を摂取できる

「カゼイン」とは、牛乳に含まれているたんぱく質成分のひとつです。牛乳のたんぱく質のうち8割を占め、牛乳や乳製品へのアレルギーを起こしやすい物質として知られています。

牛乳と聞くと、体によさそうなイメージを持たれるかもしれません。しかし今では、アメリカを中心としてアレルギーのみならず、「がんの原因となる可能性がある物質」と指摘されています。[※10]

小麦だけでなく砂糖と乳製品にも、やはり中毒症状があります。

乳製品に含まれているたんぱく質の「カゼイン」にも、モルヒネ様の効果がある「カゾモルフィン」が含まれています。これらモルヒネの化合物は、カンジダが増えて弱った腸に強い刺激を与えます。[※11※12]

さらに近年、牛乳に含まれるたんぱく質の一種、カゼインを摂ると、体内で「葉酸レセプター抗体」というものが作られることがあるとわかってきました。

葉酸は、がんを予防したり、神経伝達物質の分泌を促したり、解毒や代謝に関与したり、ホルモンを作ったり、遺伝子のスイッチをオン／オフしたりする、とても重要なはたらきをするビタミンの一種です。

葉酸は、「葉酸レセプター」というものにくっついて細胞の中に入ります。ところが、牛乳には葉酸レセプターにそっくりな水溶性の抗原が含まれているのです。そのため、牛乳を飲むと体内に葉酸レセプターに対する抗体が生まれてしまって、葉酸とレセプターがくっつけなくなってしまうのです。

日本人はただでさえ、遺伝子の問題で葉酸を吸収しにくい人が多いです。カゼインに邪魔をされている場合ではないのです（このことについては、第6章で詳しく述べます）。

さらに、グルテンとカゼインは「交叉《こうさ》反応」を惹き起こします。グルテンに抗体がある人はカゼインの抗体を作りやすく、カゼインの抗体がある人はグルテンの抗体を作りやすくなる――どちらかがダメな人は両方ダメになりやすいということです。

副腎疲労がない場合には、炎症が起きても体の機能が働いて消炎できることがほとんどです。しかし、副腎疲労があると炎症を抑えきれずに、脳にまで深刻な影響が出る可能性があります。

実は、発達障害や統合失調症を持つ患者さんの尿からは、小麦粉の「グルテオモルフィン」、乳製品の「カゾモルフィン」が平均よりも多く排出されることが判明しています。[※13]

診察をしている範囲でも、リスクのある食べ物を摂らないことで、症状がかなり改善するケースも多く見てきています。

小麦・乳製品なしの食事を最大限に楽しむには？

「食事から、小麦を抜いてください」と患者さんにお話をすると、「それでは、食べるものがなくなってしまいます！」と困惑されるケースがあります。

副腎疲労を回復させるには、とにかく体内の炎症を抑えることが必須です。炎症を落ち着かせるには、グルテンとカゼインの入った小麦製品や乳製品を控えること。並行して、血糖値を乱高下させ、精神に影響をあたえる白砂糖を減らしていきます。

毎食のようにパンを食べている人は不安になってしまうかもしれませんが、

最近では小麦粉以外――米粉や大豆粉などで焼かれたグルテンフリーパンも豊富に売られています。

小麦をやめても、炭水化物を摂ることはとても重要です。ダイエットで炭水化物をすべて抜く方法もありますが、炭水化物はエネルギーを生産するのに必要な栄養素です。毎食きちんと摂るようにしましょう。

牛乳をどうしても飲みたい場合には、豆乳などを代わりに飲むといいでしょう。しかし、豆乳も牛乳に比べれば副腎にはいいのですが、継続して摂ると大豆アレルギーを起こす可能性もあります。毎日飲むのは、避けたほうがいいでしょう。

ヤギのミルクは副腎にもやさしく、アレルギーを起こす可能性が牛乳よりも低い食品です。近所のスーパーで手に入らない場合には、インターネットの通販で新鮮なヤギのミルクが手に入るようです。

また、よくいわれるのは「誕生日やクリスマスにもお祝いのケーキは食べられないのでしょうか？」ということ。なにも、人生の楽しみまですべてなくしてしまう必要はありません。

たとえば生クリームと小麦をたっぷり使ったケーキは、特別なものとして家族の誕生日にだけ食べるのはどうでしょう。

今は、アレルギーの人も美味しく食べられる、小麦や乳成分をカットした無添加のケーキもたくさん売られています。そういったものをうまく活用して食生活を楽しむのも賢い方法です。

本間家では、去年のクリスマスにはデコレーションをした米粉の「ういろう」を作ってみました。とても盛り上がりましたよ。

ルール⑥ 栄養ドリンクは飲まない

疲れが溜まってくると、栄養ドリンクやエナジードリンク、缶コーヒーなどを一気飲みして、気合いを入れる。CMなどでもよく見られる光景です。

みなさんが栄養ドリンクやコーヒーなどのカフェインを好むのは、飲むと集中力が出て、やるべきことにフォーカスできるようになるからだと思います。

ではこの時、脳の中ではなにが起きているか知っていますか？

カフェインが体内に入ると副腎が刺激され、コルチゾールとカテコラミンが分泌されます。カテコラミンの分泌によって、野生動物が獲物や敵と対峙《たいじ》した時のような「戦うか逃げるか」といった高い緊張状態に導かれるのです。その緊張状態を、私たちは「集中力が高まった状態」だと感じているというわけです。

そして、副腎が疲れると、このカテコラミンが出にくくなります。

カフェインを摂取するとカテコラミンが出ますから、集中力を保ち、テンションを上げるために、こまめに何杯もコーヒーを飲む必要がでてきます。

コーヒーをつい飲みすぎてしまう人は、いきなりすっぱりとやめてしまうと反動で体調や気分の落ち込みなどが出る可能性もありますので、たとえば最初は薄めに入れるようにして、徐々に量を減らしていくことをオススメします。

最近ではコーヒーよりも覚醒作用があると、カフェインを多量に含んだエナジードリンクがさまざまなブランドから販売されています。なかには、カフェインそのものをタブレット状にした商品まであるようです。

無理やりに興奮状態を作り出すことを続けるのは体にいいわけがなく、カテコラミンが出すぎてしまうと、手が震える・不安になる・動悸がするなどの症状が現れます。

エナジードリンクについては、清涼飲料水代わりに飲むなど依存しすぎて、2015年にはカフェイン中毒による死亡者も出ていて、社会問題になりつつあります。※14
子供に栄養ドリンクやエナジードリンクを飲ませる親もいますが、未成年者に及ぼす影響はまだ試験で確認されていないため、絶対にやめましょう。

大人も、カフェインがもたらす効果を知ったうえで、気分転換をするのはせめてコーヒーや紅茶にとどめ、カフェインを「生活必需品」ではなく、「嗜好《しこう》品」として楽しんでいきましょう。

ルール⑦　食事は抜かない

どんな食事を摂るかと同じくらい、「食事を抜かない」ことが、しつこい疲れを抱える人には大切です。

元気な人は少しくらい食事を抜いても、ちゃんとコルチゾールが分泌され活動ができます。しかし、副腎が疲れていると、食事を摂らないことで血糖値を上げるコルチゾールが出ず、朝からぐったりした状態が続いてしまいます。

なかには「朝は食欲がないので、そのぶんサプリメントを飲む」と言う人もいますが、この方法はオススメできません。胃になにも入っていない状態でサプリメントを飲むと成分が強すぎて、胃がムカムカしたり、気持ちが悪くなったりする可能性があるためです。

しっかりとした食事が摂れない場合や、疲れていて調理のために早めに起きる元気もない時には、夜のうちにお味噌汁やスープを多めに作っておくと翌朝がとても楽になります。

温めなおした汁物を口にするだけで、眠っている間に落ちた体温が上がり、スッキリとした体で一日をスタートさせることができると思います。

ルール⑧ 外食やできあいの惣菜をやめる

疲れが溜まってくると、家で料理をするのも億劫で、つい外食やコンビニ、デパ地下のお惣菜やお弁当、冷凍食品頼りになってしまうと思います。

近頃は、「コンビニでも栄養が摂れる」というメニュー指南の本やネット記事があったり、健康管理のために、カロリーや糖質量などわかりやすい表示があるコンビニ食をあえて選択しているという人もいると思います。

しかし、医師として、その選択はオススメできません。

理由は、食事に含まれる添加物が体にとってストレスとなるからです。

レトルト食品や冷凍食品、即席麺、ハムやソーセージ、かまぼこなどの練り物、スナック菓子などの加工食品には驚くほど添加物が使われています。一見手作り風に見えるスーパーやデパ地下のお惣菜も、長時間風味を維持するために同じように添加物が多く使われています。

食品添加物は、食品の見た目や味をよくしたり、保存性を向上させ食中毒を減らすなど、人間にとってメリットもあります。

しかし、前述したように、添加物を摂取することは、体にとってはストレスとなります。

添加物は、肝臓で代謝され解毒されます。しかし、現代人はさまざまなストレスで肝臓が疲れている人がとても多いのです。肝臓で解毒できなかった毒素は体内で炎症の原因となり、副腎をより疲れさせます。

添加物も、ひとつひとつはわずかな量でも、積み重なると肝臓に負担をかけます。疲れを溜めて弱った肝臓では、解毒作用も低下していますので、疲れている人ほど、添加物をできるかぎり避けることが望ましいのです。

余談ですが、2週間オーガニックの食材を食べると体内の有害物質がかなり抜けたというデータがあります。[※15] スウェーデンのスーパーとスウェーデン環境研究所が行ったテストで、5人家族に最初の1週間は農薬を使った食材、次の

2週間はオーガニックの食材を食べてもらい、尿中の農薬の量を測定したところ、2週間でほとんど観察されなくなるほど減少していたそうです。これまでどんなに奔放な食生活をしていたとしても、これから添加物を減らしたり、農薬に気をつかうことで、体の状態は確実によくできるのだ、と思うと心強いですね。

ルール⑨ 副腎を疲れさせる食材をできるかぎり避ける

逆説的ですが、ここまで見てきた通り、疲れた副腎を癒して元気を取りもどすためには、何かを新しく食べることよりも、副腎を疲れさせる食材を食べないようにすることが一番効果的です。

これまで副腎疲労を進行させる食べ物として、小麦（グルテン）、乳製品（カゼイン）、砂糖という3つの白い食材と、コーヒーなどに含まれるカフェイン、そして食品添加物についてお伝えしてきました。

ここでは、つい食べてしまいがちですが、副腎が疲れている人はできるだけ避けたほうがよい、そのほかの「副腎を疲れさせる食材」を挙げていきます。

［チョコレート］

副腎疲労の患者さんには、チョコレート中毒の人が相当数います。もしも気分転換にひとかけ以上の量を欲してしまうなら、体がマグネシウムを必要としている状態です。

マグネシウムが不足して、女性ホルモンのひとつであるプロゲステロン（黄体ホルモン）の分泌が不十分だと、ＰＭＳ（月経前症候群）の症状が惹き起こされます。このため、月経前につらい症状がある女性はチョコレート好きの人が多いのです。

マグネシウムは、玄米や納豆、しらす干し、海藻類、干しエビなどに多く含まれています。

【大型魚、養殖魚】

魚にはＤＨＡ（ドコサヘキサエン酸）やＥＰＡ（エイコサペンタエン酸）など、良質の脂肪酸が含まれます。日本人は古くから魚食に親しみ、それが長寿の理由ともいわれてきました。

しかし、海洋汚染が問題となっている現代では、マグロのような大型魚は、水銀やダイオキシンなどの環境汚染物質を取り込み、体内に蓄積しやすいので注意が必要です。

また養殖の魚は、水槽の中で病気を防ぐために、抗生物質や抗菌剤が使用されているケースが一般的です。

魚を食べたい時には、アジやイワシなどの小さな青魚をいただきましょう。

【ソーセージ、ハムなどの加工肉】

加工肉はつなぎとしてグルテンが使われていることが多いです。また、発色をよくするために亜硝酸塩、リン酸塩という添加物が使われています。これらはミネラルを除去する物質で、ただでさえミネラル不足に陥りやすい副腎疲労の方には大敵です。ソーセージ、ウインナー、ハムだけでなく、かまぼこなどの練り製品、コンビニのお惣菜、ドライフルーツなどにもよく使われています。

［サラダ油、マーガリン］

マーガリン、ケーキやパンに使われるショートニング、サラダ油などは製造の過程で水素を添加して化学反応させることで、油脂を食用油にしています。このように加工された油には、悪玉コレステロールを増やし、心臓疾患のリスクを高めるトランス脂肪酸が含まれています。

調理で使う油は、オリーブオイルやココナッツ油にしましょう。

［コーンシロップ、ブドウ糖果糖液糖］

これらは血糖値を急激に上昇させます。また遺伝子組み換えの原材料が使われています。

ルール⑩　悪いものを食べてしまったら、塩水を活用してデトックス

普段はできるだけ副腎を疲れさせない食事をするように気をつけていても、会食やお付き合いなどで、好きなメニューを選べないことも多いと思います。

そんな「やむを得ず副腎に悪いものを食べてしまった時」には、どうしたらいいのでしょうか。

私たちがアドバイスするとしたら、できるだけ水を飲むことです。可能であれば、美味しいと思える濃さの塩を入れた水を飲むとさらによいでしょう。摂ってしまった悪いものを、とにかく早く体の外に出すことです。

水以外にも、ハーブティーや番茶、レモン水などもオススメです。レモンは防カビ剤や農薬が多量に使われているものもありますので、無農薬のものを選ぶか、皮を取り除くといいでしょう。

解毒に一所懸命になっている肝臓に余計な負担をかける、コーヒーやアルコールは控えめにしましょう。

そして、次のルール⑪で紹介する解毒を助ける食材たち――薬味やハーブ類、スパイス類も、当日や翌日以降のお食事に、積極的に使うといいですね。

ルール⑪　解毒を助ける「薬味」を食事に取り入れる

肝臓は、体のデトックス工場です。**肝臓の働きを助けるのが、薬味やハーブなどのデトックス食材です。**

肝臓といえばアルコールの分解・代謝のイメージが強いですが、これ以外にも薬や先に挙げた添加物、ドライクリーニングの有機溶剤などの化学物質、シャンプーや洗髪料などの化粧品、重金属類など、さまざまなものを解毒しています。

しかし、そんな重要な臓器である肝臓が疲れている現代人はとても多いのです。毒素が肝臓で解毒しきれないと、体のあちこちで炎症を起こします。そして、炎症を抑えるためのホルモンも、副腎で作られます。副腎って、本当にいろいろな働きをしているのですね。

副腎を疲れさせすぎないためにも、肝臓の解毒をサポートする食材を積極的に摂っていきましょう。

日本人にもとても身近なニンニクやネギ、タマネギ、ニラにはイオウ基とよばれる解毒成分がたくさん含まれています。

我が家の冷蔵庫には常にタマネギ、生姜、ニンニクが入っています。これを肉と一緒に炒めたり、スープに入れたりするだけです。

このほかにも、シソ、ミョウガなど、日本古来の薬味類はデトックスに有効です。食事に積極的に取り入れてください。

海外でも、食中毒などを防ぐためにコリアンダー（パクチー）、ローズマリー、ウコンなどのハーブが使われてきました。これらも解毒には大変効果的です。

図2-3 イオウ化合物を含む食品

イオウ化合物の種類

- アリシン
- アリイン
- アホエン
- イソチオシアネート
など

イオウ化合物が多く含まれる食品

- タマネギ
- ニンニク
- ダイコン
- 長ネギ
- あさつき
- ニラ
- らっきょう
- キャベツ
- ワサビ　など

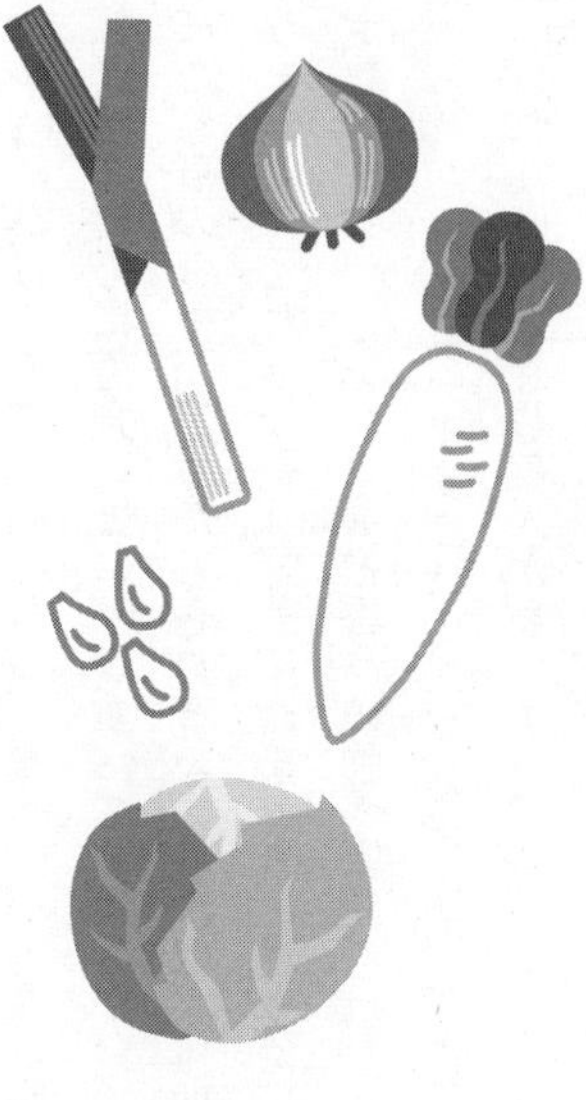

イオウ化合物を積極的に摂って
解毒を促進しよう

生姜やニンニク、ワサビなどにはチューブのものもありますが、これは副腎疲労の方にはNGです。原材料表示を見てください。たくさんの添加物が使われています。原材料は使用されている量の順に並んでいるのですが、肝心の生姜などよりもたくさんの混ぜ物が入っているものさえあります。

ルール⑫　嫌いなものは無理に食べない

先のルール⑪に挙げた薬味類、これらを食べていて美味しく感じる方は、毒素を体の外に出すために毎食ごとにぜひ食べてください。

ただし、これらの食材が苦手だと感じるのであれば、無理をしてまで食べる必要はありません。これらの香味野菜に含まれるイオウに過敏に反応してしまう人は一定数います。ニンニクなど香りの強い野菜をはじめとして、時には大根さえ食べられない人もいます。特にニンニクに関しては、「生だと刺激が強すぎて食べられない」と感じる人が多いようです。

パクチーなどの好みが分かれる野菜も「体にいい」といわれると、頑張って食べてしまう人がいます。けれど、ある食材を苦手だと感じるのは、たんなる好みではなく、解毒成分が自分の体にとって強すぎて、拒否反応を示している可能性もあるのです。これは、一般的なアレルギーとして、検査結果に出てくるものではありません。

子供の場合には、タマネギなどが苦手でも食べさせてしまいがちですが、苦手なものを無理に食べさせるのはオススメできません。体調の変化を敏感に感じ取り、拒否している場合もあるからです。昔、私たちが親や教師から教わった「残さず食べる」という言葉は美しいですし、見ていて気持ちがいいものです。けれど、健康という視点から考えると、ハテナがつきます。

子供の好き嫌いは、緩やかに見ていきましょう。少し成長して、「なぜその食材が苦手なのか」をきちんと説明できるようになってから、苦手克服にチャレンジしても遅くはないはず。もしもこの時に、「これらの食材を食べると、体調の悪さを感じる」という答えがあった場合には、食べないほうが本人の健康にはいいということになります。

解毒成分を持つ食材が苦手な人は、より意識して水分（塩水）を摂るようにしてください。

ルール⑬　ヒスタミン含有量の多い食品を控える

副腎疲労を持つ人は、アレルギー体質の方が多いとお伝えしてきました。アトピーをはじめとした何らかのアレルギーを持つ場合は、「ヒスタミン」を含む食材が体に合わない傾向があります。

ヒスタミンとは、アレルギー症状を起こす原因物質です。「ヒスチジン」というアミノ酸の一種から合成されます。

ヒスタミンが多く含まれているのは、トマトやタケノコ、サバなどです。

また、調理されて時間が経った料理にもヒスタミンが発生しますので、アレルギー体質の場合にはスーパーなどで閉店間際に行われる、お惣菜のタイムセール品なども気をつけましょう。

アレルギー体質でなくても、お腹の調子がいつも悪い、お腹を壊しがちなタイプの人もヒスタミンの分解が苦手です。お腹の調子が悪いことで、腸の壁にある粘膜が傷んでしまい、DAO酵素とよばれるヒスタミンを分解する酵素が作られにくくなります。

遺伝的にヒスタミンを分解する酵素が上手に使えない人もいます。そういう方も、ヒスタミンを摂りすぎると、特に湿疹《しっしん》もないのに、なんとなく皮膚が痒《かゆ》いような状態になったりします。

さらに、ヒスタミンは脳にダイレクトに刺激を与える物質であるため、子供の場合には多動や落ち着きがない症状が、大人では集中力が保てない・続かないような状態にもなります。

注意したいのは、重い副腎疲労の場合、何もしなくても体調がつらい状態であるために、体がヒスタミンに反応していてもそれに気づかないケースがあるのです。副腎の働きが正常になってきてはじめて、トマトを食べると全身が痒く感じることに気づいた患者さんもいます。

ヒスタミン含有食品についてもイオウを含む食べ物と同じように、違和感を覚える時、また子供なら嫌がる場合や食べさせた後に異変を感じる場合には、今後食べないようにすることが体を守るひとつの方法になります。

後述する「食事日記」をつけることで、体調の変化に気づきやすくなります。

ルール⑭ 旬の食材を食べる

日本には素晴らしい四季があります。この四季ごとに、さまざまな食材の「旬」があって、昔から「旬の食材を食べると、長生きができる」なんて言い伝えられています。

野菜だけでも、春はキャベツにタマネギ、夏はスイカやキュウリなどの瓜類、秋はキノコやナス、冬は白菜をはじめとした葉もの野菜やネギ、大根などでしょうか。

たとえば冬が旬の大根は、解毒作用に優れています。汗をかきにくい時期——すなわちデトックス作用が落ちる冬にぴったりの食材ですね。

旬の時期には、野菜の栄養成分が増していますので、より恩恵を受けることができます。

そして、私たちの先人の知恵は、医学的に理にかなったものも多いのです。夏にスイカを食べることは、私たちの体にとって重要な意味を持っています。

夏場はたくさん汗をかく、解毒に向いた季節です。スイカにたくさん含まれるアミノ酸の一種、シトルリンは、体内にある有害なアンモニアを尿とともに排出してくれます。

アンモニアは人体にとって非常に有害な物質です。お腹のトラブルで便秘をしていると、溜まった便からアンモニアが出て、神経にダメージを与えます。そのため、排出がうまくいかないと、頭がボーッとするなどの症状も出てくるのです。肝機能が低下している方、お酒をたくさん飲まれる方、添加物の多い食事をされている方、環境ストレスの多い方は要注意です。

スイカはシトルリン以外にも、カリウムを豊富に含んだ食材です。たくさん食べると、カリウムの作用でナトリウムが体の外に流れていってしまいます。ナトリウムは筋肉など体のさまざまな部分の機能や血圧の調整、カリウムはナトリウムとバランスをとりながら、脳卒中を予防し細胞を正常に保つ働きを担っています。夏場は汗をかくことで、ただでさえナトリウム不足になりやすいのです。

しかし昔の人は、スイカに塩（塩化ナトリウム）をかけて食べていました。昔のスイカは今ほど甘くなかったので、本来は甘さを際立たせるためでしたが、結果的にとても理にかなった食べ方だったのです。

昔から伝えられている食べ物に関するルールは、科学的な検証がされていなくても、不思議と成分などがその時期の体が欲しているものだったりするんですよね。

今は、ほとんどの食材が四季を通していつでもスーパーに並んでいますが、ぜひ少し意識して、旬の食品を献立に取り入れてみてください。

ルール⑮　小腸の調子を整える

副腎疲労の患者さんは、ほぼ１００％の方が腸に問題を抱えています。

便秘や下痢といった自覚症状がある方のほかにも、毎日排便できていて、特にお腹には問題ないはず……と思っている患者さんも、隠れた問題を抱えています。

それは、小腸の炎症です。

小腸に炎症があると、まず先述したように、炎症を鎮めるためのコルチゾールが大量に必要になり、副腎が疲れます。

さらに、食べたものの栄養をきちんと吸収することができません。特にたんぱく質の吸収が難しくなります。体はたんぱく質でできていますから、太りやすくなったり、肌が荒れたり、イライラしたりといったさまざまな症状が出てきます。

「腸の調子を整える」というと、大腸の腸内フローラを連想される患者さんが多いです。健康に気を使っていらっしゃる方も多く、「発酵食品や善玉菌の餌になる食物繊維を食べて、腸内環境を整えようとしています」とおっしゃいます。

しかし、お腹の問題を考える際にもっとも重要なのは、小腸の調子を整えることです。人が食べたものは胃で消化され、小腸でほとんどの栄養を吸収し、大腸でミネラルと水分を吸収したあと、便となって体の外に排出されます。

腸の調子を整えること、中でも小腸の健康の大切さがおわかりいただけると思います。いくら食生活を改善しても、腸から栄養を吸収することができなければ意味がないのです。

小腸をマネジメントする

詳しくは第4章でお話ししますが、小腸の炎症を起こしているのはカンジダというカビ類や細菌です。健康な小腸にはわずかしかいないこれらが、炎症を起こしている小腸には大量に増殖しています。

カンジダは「リーキー・ガット」（腸漏《も》れ症候群）と呼ばれる疾患を惹き起こします。リーキー・ガットは、腸の粘膜が傷つき、腸管の壁を形成する細胞に隙間《すきま》があいて、そこから本来は出ないはずの未消化の食物の成分や毒素などが漏れ出してしまうというものです。

かつては日本でもアメリカでも「そんな疾患はない」などと散々批判されてきたこの病気ですが、近年では日本内科学会の学会誌に掲載されるまでになりました。※16※17

カンジダの餌になる甘いものや炭水化物が好きな人は要注意です。実際に、カンジダが腸に多い方はこれらを欲する傾向があります。

また近年は「SIBO」という疾患も問題となっています。大腸の細菌の異常繁殖で、小腸の蠕動《ぜんどう》運動を担う細胞が傷つけられ、小腸の動きが悪くなってしまうというものです。

大腸にある解毒パワー

腸は栄養を吸収する場であると同時に、解毒の要《かなめ》でもあります。「腸も解毒をしている」と話すと驚かれてしまうことが多いのですが、みなさんが日々している排便は、とても大切なデトックスです。

腸がきちんと機能していれば、もしも有害物質が体の中に入ったとしても、全体の60〜80%は便として排出ができます（ちなみに尿からは20%出ます。そのほかは、汗や体毛などから排出されていきます）。

ところが、副腎疲労の典型的な症状のひとつに便秘があり、そうなると毒素をいつまでも体に溜め込むことになります。「たかが便秘」と、多くの人はそこまで深刻にとらえていないのではないでしょうか。しかし、便秘は実は大きな問題です。

便秘により、毒素がきちんと排出されずに体内に残り、炎症を起こすと、疲労感、アレルギー、頭痛、関節痛、むくみなどの不調として現れてくるのです。

便秘で排出されなかった毒素は、全身を回って脳に届きます。最新の研究では、一部の毒素は脳の関所となるバリアをくぐり抜け、多動になる、落ち着かない、キレやすいなどの症状を作りだすことがわかっています。また、解毒されなかった毒素が原因で、がんになる可能性もあることが知られています[※18][※19][※20][※21][※22]。

食事で腸を整えるには

一般的に「便秘の人は食物繊維を摂るといい」といわれています。しかし、副腎疲労の人は、基本的に食物繊維を口にするのは向きません。

なぜなら、この状態の人は「いつもお腹が張っている」という感覚を持っている人が多いのですが、これは腸内環境が悪くなって善玉菌も悪玉菌もいっしょくたに増殖しすぎている状態だからです。そこにバナナやワカメなどの食物繊維が多い食品を食べると、もともとパンパンで苦しく感じたお腹がより膨《ふく》れあがって、食後は気持ちが悪くなってしまうことがあります。これは、発酵食品でも同様です。

悪玉菌だけを選んで減らすことはできませんので、まずは菌全体を減らして、腸内で悪さをしない量に抑えましょう。そのためにできることは、菌たちの餌となる糖質を食事から減らすことです。ご飯などの炭水化物を食事から減らすことで菌の餌がなくなり、腸内は健全な環境に整っていきます。

「ご飯が大好き。白いご飯がないと食べた気がしない」という方もご安心ください。小麦製品は継続して控えていただきたいのですが、お米に関してはお腹の張りが減ってくれば自由に食べていただけるようになります。

また、漬物や納豆など発酵食品に含まれる植物性乳酸菌は、腸内環境が整ったあとには、積極的に摂取していただきたい食品です。

逆に、ヨーグルトやチーズなどの乳製品は、カゼインフリーという観点からもよくありません。

腸の状態については、第４章（Ｐ159）でも詳しくお伝えしていきます。

自分の体に合うもの、合わないものの見つけ方

ここまで見てきた「疲れた体を回復させる食事15のルール」ももちろん大切なのですが、私たちが患者さんにお伝えしている中で、もっとも大切なことをこれからお話しします。

それは、**「自分の体に合うもの、合わないものの見つけ方」**です。

私たちは、患者さんたちに**「食事日記」をつけること**をオススメしています。

どんな食事法も、どんな健康法も、万人に合うものはありません。

その人に合ったものを見つけ、続けることが肝心だと、繰り返しお話ししてきました。

そのためには、自分のことを知るのが大切です。ご自身の食事内容や生活を客観的に振り返り、「この時は調子がいいぞ」「どうやら、この時はダメみた

い」と、目で見て把握することです。

「忙しくて疲れているのに、日記なんて続かない」?

そうでしょう。クリニックの患者さんたちもそうおっしゃいます。診察室で激怒される方もいらっしゃいますし、「どうせ無理」と皮肉に笑う方もいらっしゃいます。ご家族に抱えられてやっと診察室にいらっしゃるような方もいるのです。そんな方々に、「食べたものを事細かに毎日記録して」とは、とてもお願いできません。

だから、最初から詳しい記録はいらないのです。

患者さんたちには、「自分の持っている手帳や、100均やコンビニで買えるような手のひらサイズの小さなノートに、最初は体調が良かった日にマル、悪かった日にバツを。余裕があれば、食べたものを簡単に。自分が後で見返してわかればいいので、あまり気負わずに書いてみてください」とお伝えします。次の診察の時、日記を見せていただき、「ああ、この頃はマルがない、体調が悪かったんですね」などとお話ししながら、体調が悪かった日の食事を覚

図2-4 食事日記をつけてみよう

日付　／	今日の体調
天気	
朝　【記入例】おにぎりふたつ（鮭、昆布）、お茶	
昼	
おやつ	
夜	
夜食	

簡単な食事内容と体調、便通、天候などを
記録して振り返ってみよう

えている限り聞き、「次の診察まで、頑張ってラーメンはやめて、せめてスパイスたっぷりのインドカレーにしてみましょうか。ナンはやめて、ライスでね」などとお伝えします。これを個人でやってみていただく、ということです。

この「メモをして見返す」という行動にはなかなか効果があって、「今日はパンを食べちゃおう！　いや、やっぱりやめておこう……」という抑止力が働くようになります。家計簿をつけ始めるだけで、お金の流れに敏感になり、余計なものをあまり買わなくなることに似ています。

少し元気が出てきたら、排便や食事内容、疑わしい食材などにマルをしてみるなど、詳細なメモを書くようにしていきます。患者さんたちを見ていると、おそらくこの頃になると、自分が確実に元気になっていくことが楽しくなり始めているんじゃないかなと思います。「これは良かった」「これは予想通りダメだった」と、まるで研究成果のように楽しそうに報告してくださいます。

何か体に合わないものを食べた時の体調不良は、だいたい食後数時間、遅くとも翌日までには現れます。

最近は、スマホで食事の写真を撮っておき、食事記録専用のインスタグラムやブログなどにアップし、メモをとっておく、という方もいらっしゃいます。今は食事記録用の便利なダイエットアプリがたくさんありますので、活用してみるといいかもしれません。

特に疲れを感じやすい時間帯によって食事内容を変える

疲れを感じる時間帯は、血糖値が下がっている時間帯です。

たとえば、お昼ご飯の後、14時〜16時くらいはとっても疲れやすい時間帯です。なぜなら、ランチで血糖値が上がりすぎ、その後急激に下がってだるくなってしまう人が多いから。ラーメンやうどんは糖質の塊ですから、血糖値の乱高下で、食後にだるくなってしまうのは当たり前のことです。

午後の眠気やだるさには、ついコーヒーやチョコレートで気分転換をしてしまいがちなのですが、これからは副腎のためにも別の方法で、その疲れを癒していきましょう。

いつもお昼をお腹いっぱい食べると何だか疲れる……という自覚がある場合は、昼食の量を少し減らすだけでも、疲れにくさに繋がります。「腹八分目」は午後のパフォーマンスアップにもいいのです。

午前10時頃や、午後3時頃にお腹が空いて血糖値が下がり、それによってぐったりしてしまう人もいます。この場合には、塩を振ったナッツなどの間食をすると、血糖値が極端に下がることを防ぐことができますよ。

ただ、日本人にはナッツアレルギーが出やすい方もいます。また、一度にたくさん食べてはよくありません。ナッツに含まれている油が酸化していて、腸の炎症を強めることもあるからです。数粒にとどめておきましょう。

一日のライフスタイルは多くの人がだいたい決まっていると思います。疲れやすい時間、お腹が空いてくる時間もおおむね決まっていると思いますので、これらの時間を控えておき、対策をたてるといいですよ。

そうすることで、疲れやだるさを感じる前に間食をする、今日のランチメニューが重かったことに気づいて明日は調整するなど、改善をしていくことが可能になります。

ちなみに朝の10時や11時からぐったりしてしまう人は、朝食にたんぱく質を摂っていなくて、必要な栄養が足りていないケースが多いようです。そういったケースでは、パンなど糖質しか摂っていないことがほとんど。そのため、体調が許すのであれば、朝食からたんぱく質を摂ってもらうようにしています。

ただ、みなさん「たんぱく質を」とお伝えすると、ソーセージを選ぶ方が多いようです。ソーセージは焼くだけで食べられるので手軽ですが、体内のミネラルを排出してしまうリン酸塩を使っていますし、添加物も多いので控えてほしい食材です。

同じ焼くだけなら、生のお肉にしましょう。もしどうしても買われる場合には、保存量の入っていない冷凍の「生ソーセージ」がオススメです。

フィッシュオイル、カルニチン、麻の油で元気に

お腹が空いて低血糖になりやすい人は、あらかじめフィッシュオイルのサプリメントを飲んでおくこともオススメです。フィッシュオイルに含まれる成分が、低血糖がもたらすイライラや疲れやすさ、体調不良を防いでくれるのです。

さらに、脳は水分以外では60％が脂質で構成されているため、うつ状態にならず元気に過ごすためにも良質な油が必要になります。

魚の脂に含まれる不飽和脂肪酸は、私たちの体内で合成することができないため、「必須脂肪酸」とよばれています。イワシ、サンマ、サバなどの青魚から得られるＤＨＡとＥＰＡがもっとも有名で、これらの名前は聞いたことがある方も多いのではないでしょうか。

実際に魚から必須脂肪酸を摂ろうとするとても必要量を摂りきれないため、フィッシュオイルのサプリメントとして摂取するのが効率的です。

ほかにはカルニチンやヘンプオイル（麻の油）も、疲れやすさを感じる人にはオススメのサプリメントです。カルニチンはアミノ酸由来の物質で、体じゅうのほぼすべての細胞に存在しています。エネルギー生産に重要な役割を持っているため、不足することで元気が出なくなってしまうのです。

ヘンプオイルとは、麻の種子から作られた油です。麻の種子というと大麻を連想される方もいるかもしれませんが、興奮作用をもたらす成分はすべて排除されていますのでそこはご安心ください。

ヘンプオイルには、必須脂肪酸のオメガ3と6が両方含まれています。さらに必須脂肪酸の一種で免疫機能や若々しさを保つＧＬＡ（γ－リノレン酸）も豊富に含まれています。

あなたに不足しているビタミンはどれ？

副腎が疲れている時には、特定の栄養素が体の中で不足してしまっている状態です。特に不足しやすいのは、「ビタミンＢ群」。それはなぜかというと、副腎がストレスに対処するためにコルチゾールを生産する際に、さまざまな種類のビタミンBが必要になってくるからです。

ビタミンB群には、ビタミンB_1（チアミン）、B_2（リボフラビン）、B_3（ナイアシン）、B_5（パントテン酸）、B_6（ピリドキシン）、B_{12}（コバラミン）、葉酸、ビオチンとよばれるビタミンが含まれています。

これらはお互いに協力をしながら、糖質、たんぱく質、脂質など、いろいろな物質を代謝する酵素の補助をしています。そのために、「ビタミンB群」とひとまとめにした名前がつけられているのです。

これから、あなたはどのビタミンが不足しているのかを症状から探していきましょう。

［ビタミンB_1（チアミン）］

記憶力の低下や軽めのうつ症状、神経質になりやすい、音や光が気になる、よく眠れないといった症状がある場合には、ビタミンB_1（チアミン）不足の可能性があります。副腎がストレスに対処するのをサポートしたり、甲状腺ホルモンの代謝をしたりします。

［ビタミンB_5（パントテン酸）］

常に疲労感が抜けない、アレルギーや湿疹がある、便秘に悩んでいる、皮膚の状態が悪い、頭痛がある、足がよくつる、などの場合は、このビタミンが不足している可能性があります。

［ビタミンB_6（ピリドキシン）］

精神が不安定でイライラする、眠れない、口内炎や口角炎がある、PMSがひどい、不妊で悩んでいる、喘息もち、脂漏性湿疹がある、等の場合はビタミンB_6不足の可能性があります。B_6もB_3とともにセロトニンやメラトニンの生産に関わっています。睡眠は記憶を整理したりするため、不足すると寝ても休んだ感じがしなかったり、悪夢を見たりします。

［葉酸］

風邪をひきやすい、小さな傷がなかなか治らない、脱力感がある、舌が荒れる、手足がしびれる、下痢になりやすい、貧血気味、不眠症、または眠りすぎてしまうなどの症状は、葉酸不足が疑われます。葉酸はビタミンB_{12}と一緒に、造血を助けて貧血を防ぎます。またＤＮＡの合成に重要なビタミンで、細胞が新しく作られる時には必ず必要になります。飲酒や喫煙は葉酸の吸収を阻害する代表的な要因です。

［ビタミンB_{12}（コバラミン）］

耳鳴りがする、手足がしびれる・または刺すような痛みがある、脱力感がある、下痢が続く、めまいがする、眠気によく襲われる、うつっぽいなどの症状は、ビタミンB_{12}不足かもしれません。ビタミンB_{12}は造血、またＤＮＡの合成にも不可欠です。不足することで神経や精神に関わる症状、舌の異常、集中力の低下といった影響が出ることもわかっています。

本間家の冷蔵庫に常備されているもの

「本間先生のお家では、実際にどんなものを食べているのか教えてください」という、編集さんからのリクエストがありました。何か特別なものがあるのでは……という期待があるのだと思うのですが、残念ながら（？）とてもシンプルです。私たちは共働きで、小学生と保育園児のふたりの子供がいます。毎日忙しく仕事をしていますから、毎日凝ったものを作るのは難しい状況です。

本章の冒頭でもお話ししましたが、基本はご飯と、メインの肉を焼いて、スープや味噌汁などの汁物、そしてたっぷりの野菜をいただいています。これは人に話すと驚かれるのですが、我が家はみんな大食いで、4人家族で毎晩1キロほど肉を消費しています。魚も週に1度くらいいただきます。焼き魚や煮魚にすることが多いです。野菜も、直径40センチほどのお皿に、大盛りのサラダにしてみんなでシェアしていただいています。味付けは、塩分を必要とする量が違うので、それぞれです。量や食材も、個々人の一番いい状態となるように調節しています。

調理法にはこだわりませんが、あまり時間をかけずに（30分以内）シンプルにできる、焼く、炒める、蒸すなどの方法をとります。唐揚げなどの揚げ物もよく作ります。米粉と片栗粉を駆使すると、グルテンフリーでサクサクです。

生姜焼きにはたっぷりのパクチーやワケギを散らします。見た目にも美しく、解毒にもなります。

スープや味噌汁だけは休日に大鍋に作って冷蔵保存し、味付けを変えながら翌日いただくこともありますが、基本的に作り置きはしないことにしています。作り置きをすると栄養が失われること、時間がたつごとにヒスタミンの含有量が上がることが理由です。

冷蔵庫に必ず入っているものは、この7つです。

1　生姜

2　タマネギ

3　ニンニク
4　パクチー（夏）かワケギ（冬）
5　ギー
6　大量の肉と、無添加の冷凍ソーセージ
7　たっぷりの野菜

解毒になる生姜、タマネギ、ニンニクはいつも大量に入っています。ギーはバター代わりに使っています。

インドで古くから使われてきたギーは純粋な乳脂肪分で、カゼインは入っていません。バター醤油味は子供たちも大好きです。

お肉は週に2〜3回、近くのスーパーで購入します。冷凍ソーセージは、リン酸塩やつなぎのグルテンが入っていないものです。

それから、たっぷりの野菜。ロメインレタスなど葉物は毎日。ニンジンも週に3〜4本、アボカドも週に1〜2個は食べます。

よく「全部オーガニックにしてるんですか?」などと聞かれるのですが、我が家ではそこまでこだわってはいません。普通にスーパーで買える、旬の食材です。皮と実の間に栄養が豊富な野菜もあるのですが、オーガニックでないものは、きちんと皮をむいています。

そして、この食材を次の11の調味料で調理しています。

1 醬油
2 本みりん
3 味噌
4 酒
5 塩(天然塩)
6 五香粉《ごこうふん》
7 ガラムマサラ
8 米粉

9　オリーブオイル
10　こんぶ（だし用）
11　酢

食材は安くても、調味料は良質な本物を使うことにこだわっています。みりん風調味料ではなく本みりん、醤油も丸大豆、味噌もきちんと発酵しているものを使うようにしています。添加物のラベルもきちんとチェックして、シンプルな原料のものを選びます。

この中で見慣れないのは「五香粉」だと思います。これは中国のミックススパイスで、一振りでエキゾチックな味わいになります。たとえば作り置きのスープに一振りすると目先を変えていただけます。「ガラムマサラ」はカレー味のスパイスです。唐揚げに使ったりしています。

こだわりをまとめると、

1　作り置きはできるだけしない
2　オーガニックにこだわりすぎず、新鮮な旬の食材を選ぶ
3　食材は安くても、調味料は良質な本物を
4　解毒食材を必ず使う
5　量も味付けも個人に合わせて

といったところでしょうか。

食事の後には、みんなで果物を食べます。イチゴ、ミカン、カキ、プラム、ぶどうなど、その季節の果物をいただいています（私＝良子はあまり食べません）。

子供たちにも、小さい頃から食べ物と自分の体調の関連について、よく観察するように伝えてきました。そのせいか、子供たちはあまりお菓子を欲しがりません。小学生の息子はだんだん成長してきて、スーパーでも添加物のラベルを見て、「これは添加物が多い」などと自分で判断できるようになってきました。

図2-5 本間家の食材リスト

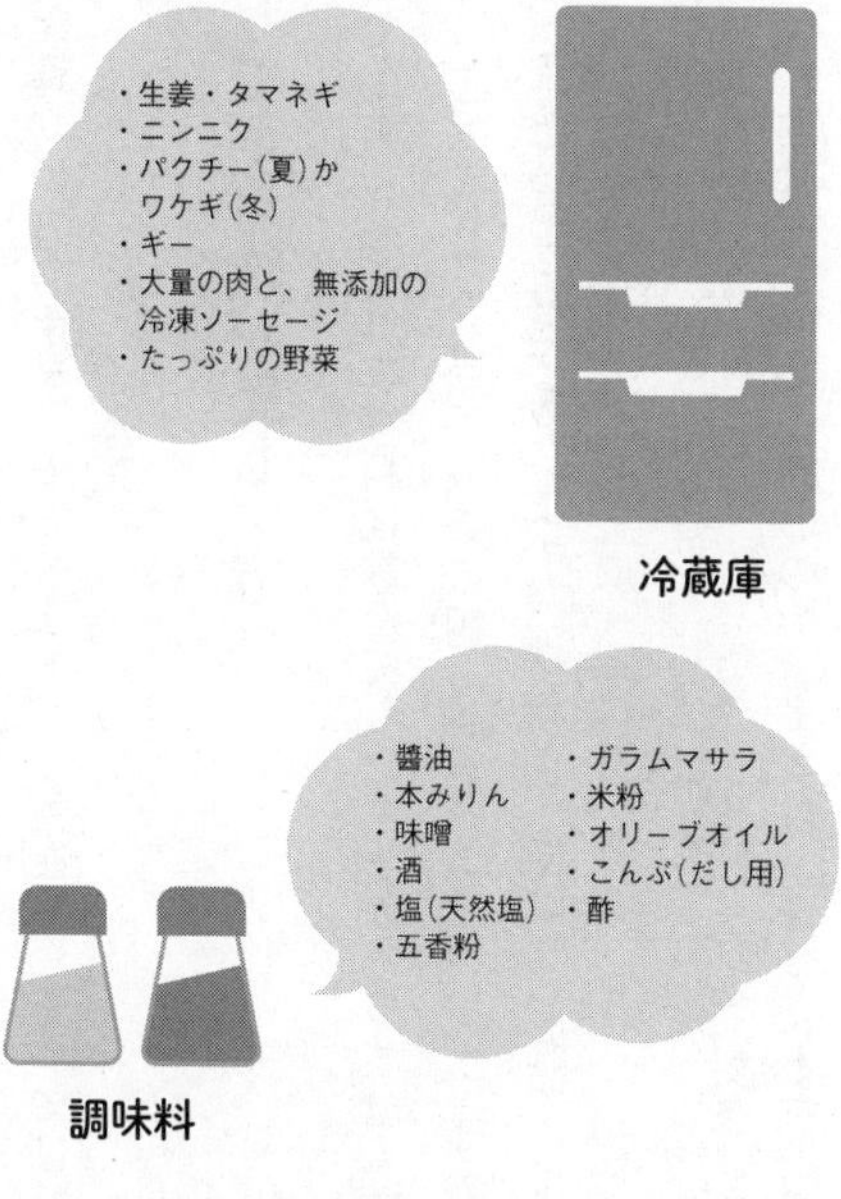

新鮮な旬の食材を選び、
調味料は良質な本物を使うことが大切

我が家ではお菓子といえば、おせんべいやキヌアスナックです。毎週日曜日に、テレビを観ながら家族で、オリーブオイルで揚げたポテトチップスをつまむ、文字通りのカウチポテトをします。子供たちにとっては特別な時間のようです。

どうしても自炊が難しい方へ

外来でもよく「これまで料理なんてしたことがありません」という患者さんがいて、「コンビニ弁当でもこの組み合わせならいいですか?」などという「交渉」を受けることがあります。けれど、やはりそれではよくならないのです。

自炊が難しい方は、まず週末2回の自炊から始めてもらっています。煮込む、蒸すなどはハードルが高いので、まずは「洗ったトマトやキャベツに塩を振って丸かじり」からです。

次のステップは「フライパンで肉を焼く」こと。最近は野菜と肉を鍋に放りこみ、煮るだけの「一人鍋」もすすめています。

コラム 2 こんな**症状**はありませんか？

産後太りから抜け出せない

Bさん
・30代女性
・産後体調を崩して来院
・抑うつ感、極度の疲労状態がある。お腹の状態が悪く、過敏性腸症候群の疑いありと言われたことがある
・太めの体型を気にしている

Bさんは出産後、育児休業はほとんど取らずに職場へ復帰し、毎日睡眠不足でへとへとになりながら、家と保育園と職場の往復をしています。

Bさんは保育園への送迎に自転車を使い、仕事中もよく動くそうです。忙しすぎてランチを食べる時間さえないのに、産後太りから抜け出せないのはどこ

か悪いからかもしれない……。ずっとそう考えていたのだそうです。

産後太りは、妊娠中から出産、産後にかけての疲れを癒すことができず、引きずったままの人に多い傾向があります。ただでさえ妊娠中は体調が不安定なのに、仕事などで無理をして疲弊している妊婦さんは多くいます。そして、出産という命がけの大仕事で母体はさらに疲れ、副腎の疲労状態もピークに達します。それでも、出産直後は興奮していたり嬉《うれ》しかったりでアドレナリンが出ていますので、疲れを認識することなく乗りきれてしまうのです。

赤ちゃんがよく眠ってくれるタイプであれば、お母さんも休むことができるため問題はありません。けれども、赤ちゃんの眠りが浅く夜泣きが多いタイプだと、不眠不休であやさないといけないことも。これでは、お母さんは疲れを癒すどころではありません。

根本的な痩《や》せにくさの一番の原因は、子供中心の生活です。妊娠中は家族や同僚が気を使ってケアをしてくれることもありますし、目をかけるのは母体である自分の体だけです。けれども赤ちゃんが生まれたとたんに、これまで自分だけのスペースだった部分に、赤ちゃんペースの予定が大量に入ってきます。

子供から目を離せない状態のため、まともに座る時間さえとれないという方が多いのではないでしょうか。Bさんも「家族の中で、自分だけ立った状態でご飯を食べている」と話していました。

ほんの少しの時間でかき込むように食べる食事では、自分の体を維持するための栄養素が摂れるわけがありません。また、そのような状態では交感神経が常に優位になっているので、「今は危機的な状況だ」と体は認識しているのです。そのため、自然と栄養やカロリーを使わずに過ごそうとするので、平常時よりもずっと皮下脂肪を溜めやすくなります。

〝そんなに食べてないけれど、太ってしまう〟というのは、まさにこの状態のこと。お母さんがこの状態に陥っている時には、本人の静養ももちろん大切ですが、私たちのクリニックではお子さんの状態をまず安定させるよう取りはからっていきます。

親御さんを悩ませるお子さんの夜泣きやかんしゃく、多動などには、食事に原因があることもあるのです。Bさんのお子さんは、眠りが浅くかんしゃくを起こしやすかったのです。

子供の状態が落ち着くことでお母さんは気持ちも楽になり、疲れを溜めることもなく、健康的に産後太りを解消できることがほとんどです。

第3章

疲れた人のための正しいダイエット

副腎はあなたの体型にも影響を及ぼしている

第2章末のコラムで、出産後、産後太りから抜け出せないBさんの例を紹介しました。でも実は副腎疲労があると、産後のみならず**男女ともに「太りやすく痩せにくい」体質になってしまいます。**

「水を飲んだだけでも太る」とは、太りやすい体質の人がよく口にする言葉です。食事を大量に摂っていなくても、おやつや甘いコーヒー飲料などで糖質をたくさん摂っていたなら、太るのは当たり前のこと。

ところが、もしあなたが本当に食事も少量、かつ間食もほとんどしていないのに太ってしまうのだとしたら……その「太りぐせ」には、副腎疲労が影響しているかもしれません。

「太りぐせ」なんて、太っている人の言い訳じゃないの？　と、いぶかしく思われたでしょうか。

副腎疲労が起きている状態は、強いストレスにさらされた——野生動物でいえば、自分を狙う外敵から逃げていたり、獲物にしばらくありつけないような、絶体絶命の状況です。ですから人間の場合でも、体が危機のさなかにいると勘違いをして、わずかなエネルギーでも溜めようとしてしまうのです。

子宮に赤ちゃんを宿しているお母さんであれば、少しでも多くの栄養を体に溜めたほうが効率がいいわけですから、この状況はむしろ適しているといえます。

冒頭のBさんのケースでは、出産後も体が平常のペースに戻ることができず、強い緊張状態から抜けだすことができなかったために、副腎疲労が悪化し、産後太りが解消しませんでした。驚くべきことに、産後太りは10年でも20年でも続きます。出産は体にとって、それだけ大きなできごとだということです。「もう●年経ったから産後太りじゃない」などと言わずに、頑張りすぎているご自分の体を振り返ってみることが大切です。

産後太りの話が続きましたが、これは出産を経験されていない男性でも女性でも同じです。副腎疲労の人の体が感じている異常事態のサインを解いてあげることができれば、この状態から脱することができるのです。

さらに、副腎から出るコルチゾールは、筋肉中のたんぱく質をアミノ酸に分解してブドウ糖を合成します。さらに慢性的に分泌されると、脂質が蓄積され、お腹回りに脂肪が蓄えられます。

この本を読まれている方の中でも、まさに今ダイエットに挑戦している方がいらっしゃるかもしれません。チャレンジしているダイエット法がうまくいっていないのは、もしかしたら副腎が疲れたままだから、体が痩せたがっていない可能性があります。さらには、副腎疲労が原因であるならば、副腎の疲労をとってあげさえすれば痩せることができるのです。

「ストレス太り」は実際にある——炎症がデブの元になる

太る原因のひとつに、ストレスが挙げられます。ストレスがあると食べすぎてしまうから……ではなく（もちろん、お腹のカビのせいで甘いものを食べすぎている人もいらっしゃると思いますが）、副腎疲労があって体のあちこちで炎症が起きていると、異常事態に備え自然と脂肪が蓄積されてしまうのです。

ボディラインを気にして、TVで見た流行のダイエット法を試してもいっこうに痩せない。それどころか、お腹やお尻回りに脂肪がついて顔もぷっくりしているという人は、おそらくこの「ストレス太り」です。

次のページのイラストは、クッシング症候群という、コルチゾールが出すぎてしまう病気を持つ人の特徴的な体型です。もちろん副腎疲労は、クッシング症候群とは違うものです。しかし、コルチゾールが大量に排出されるなど共通点も多く、似た体型になってくるのです。

イラストを見てみると、ちょうど出産したばかりの女性のような体型に感じませんか？　産後太りが解消しない女性はまさにこの状態にあり、出産をしていない人であっても、ストレスのせいで特定の太りかたをしやすくなります。

コルチゾールがたくさん出ていることで、飲食量が少なくても生きていけるように、体は「筋肉を作らないで脂肪を溜めるモード」に入ります。すると腕や脚は細くなり、お尻や背中、お腹回りばかりぷっくりと脂肪がついてくるの

図3-1 コルチゾール過剰になると…

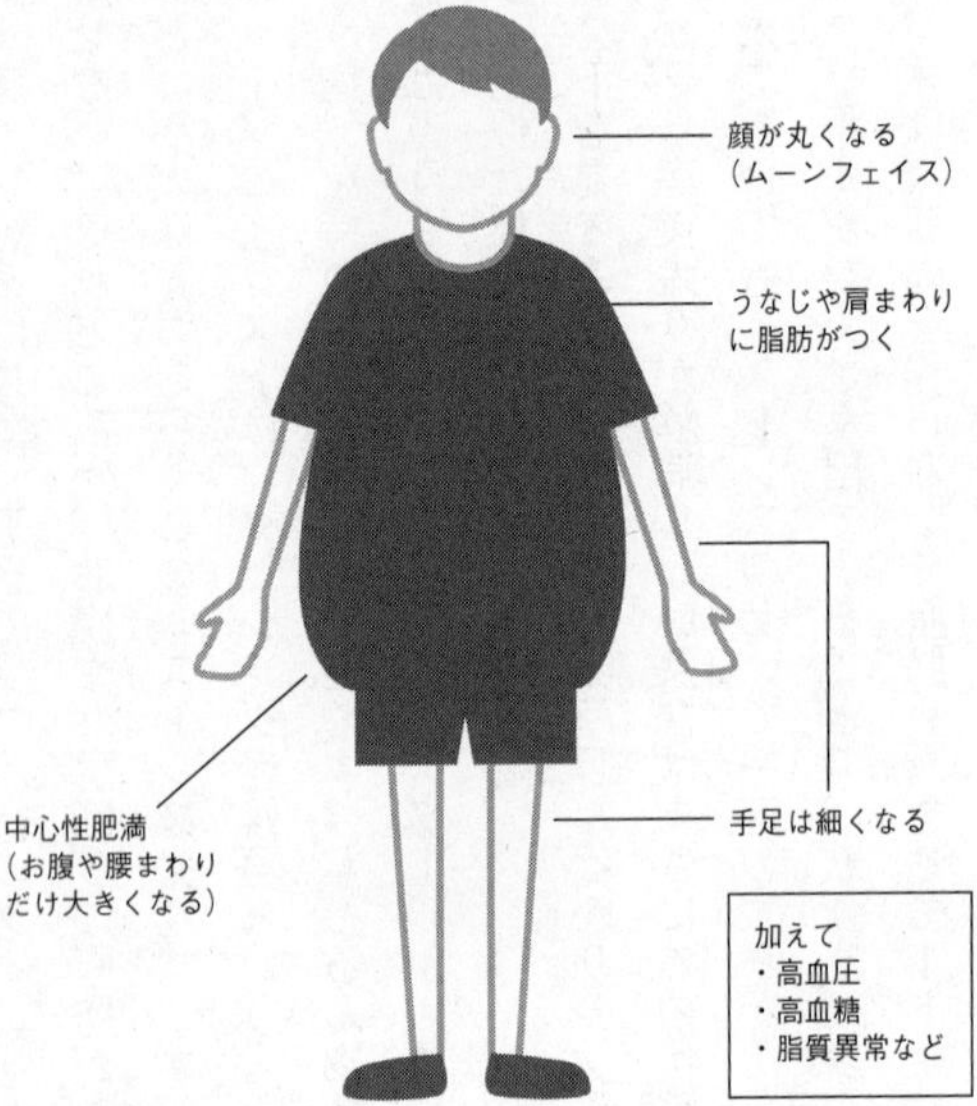

増えすぎたコルチゾールで
代謝や体型にトラブルが起きる

です。

この状態にある人は顔にも脂肪がつきやすく、丸顔になりやすい傾向があります。「とにかく顔が太りやすい」と感じている人は、ストレスを解消することでスッキリした顔回りを手にいれられる可能性が高いでしょう。

副腎が疲れていると、筋トレしても筋肉がつかない

世間はもう長いこと筋トレブームです。格好いい腹筋や引き締まった手足に憧れて、ジムに通っている方も多いでしょう。

健康な人であれば、運動はとてもいいものです。有酸素運動はストレス発散になりますし、患者さんにもオススメしています。ただし、それはあくまでも「回復されて、無理なく運動ができる体調の方」にだけです。

副腎が疲れている場合には、食事の量を減らしても運動をしても、体重は減らず、筋肉もつかず、疲労が増すだけ……といった悲しい結果に陥りやすくなります。

一般的にはダイエットをしたいと考えた時に、食事を減らし、脂肪を燃焼させて筋肉を増やせば、代謝量が増えて自然と痩せてきます。基本的にはまさにその通りなのですが、副腎疲労があると体は例外的に筋肉をつけようとせず、脂肪として蓄えようとしてしまうのです。

さきほど見ていただいたイラストでも、お腹やお尻には脂肪がついているのに、手足は細い印象があると思います。本来筋肉がつきやすい腕や脚の筋肉からたんぱく質をとって、食事が少量でも体が保たれるよう、血糖値を上げるために使ってしまいます。

クリニックに通っていらした患者さんの中にも、見るからに副腎疲労がひどいのに、痩せたいからと無理に運動を続けていた方がいらっしゃいました。

お話を聞いていると、座っているのもつらくていつも横になっていたところ、ご主人から「太っているのは運動をしないからだ！」と言われてしまったそうなのです。その方はつらさに泣きながらも頑張って運動をしていましたが、ついに無理がたたって倒れてしまいました。

そのタイミングで診察にお越しいただいたので、とにかく無理をせずに昼寝をするなど休んでもらうようにして、毎日の食事を変えていくことで少しずつ体型もスリムになっていきました。

筋トレ自体はいいことなのですが、まずは副腎の疲れを十分に取ってから、というのを忘れないようにしてください。

副腎疲労はむくみも強化する

副腎疲労の患者さんが抱えやすいお悩みのひとつに、「むくみやすいこと」があります。なぜむくんでしまうのかというと、本来であれば排出しているような不要な水分であっても、体は「水を飲むこともできなくなってしまうかもしれない」と勘違いをしているので、とにかく溜めこんでしまうのです。

ほとんどの方は副腎が回復し、むくみが改善されていくにしたがって、ボディラインも整ってきます。その過程でただ痩せるだけでなく、筋肉もつきやすい代謝のいい体に変わってきます。

余談ですが、モデルや女優さんのブログやSNSなどで、「酵素ダイエット」が紹介されています。人気の酵素は、果物など栄養満点の材料を2年、3年と発酵させるそうです。

しかし、酵素はフレッシュなもの。2年も3年も保存していたら、みんな分解されてしまいます。

つまり、酵素ダイエットの酵素には、酵素が入っていないのです。

お肌や便通などに効果があったとすれば、中に入っているミネラルなどが奏効したのかな、と想像します。

もし体に酵素を取り入れたいのなら、フレッシュな食べ物を食べることが一番です。

昔の人が「肉を食べる時には必ず野菜と一緒に食べなさい」と言っていたのは、野菜の酵素で肉が消化しやすいように、という生活の知恵だったのです。

副腎が疲れている人の正しいダイエットとは？

副腎疲労があって痩せたいと願うなら、するべきことは運動ではなく、まずは食事の改善。その次に、十分な睡眠をとることです。運動は二の次でいいですし、おそらく副腎疲労が強い方は何もしなくても疲労困憊《こんぱい》でだるい状態なので、運動をすること自体が強いストレスになってしまいます。

副腎の疲労を解消するには、体内の炎症を改善させることが第一です。第2章を参考に、食生活ではグルテンとカゼインを控えて、肉や野菜を中心とした食事を摂ってみてください。ただそれだけでも、徐々に痩せにくい体質が改善されていく実感がもてるはずです。

また、腸の炎症が起きていてお腹の調子が悪いと、たんぱく質が消化されにくくなり、脂質や糖質ばかりが吸収されるようになります。これでは筋肉はつかず、お肌も荒れ、太りやすくなるのは当然です。第4章を参考に、お腹の調子を整えることも忘れずに。

また、疲れないようでしたら、お風呂にゆっくりつかることもオススメです。お風呂でいい汗をかくことは、解毒に最適です。お湯に入浴剤として重《じゅう》曹《そう》やエプソムソルト（硫酸マグネシウム）を加えるとより効果がアップします。赤ちゃんやお子さんが一緒でも大丈夫です。

バリバリと働き朝早くから活動するショートスリーパーが格好いい、といった風潮もありますが、6時間以下の睡眠は糖尿病のリスクを上げるなど、いいことがありません。少なくとも7〜8時間は寝てください。やっと最近世界のエグゼクティブの間では、たくさん寝て、常に最高のパフォーマンスをするのができる人だ、という時代になりつつあります。日本でも働き方改革が成功し、寝ることに罪悪感を持たずに済む時代になってほしいと願っています。

「カロリー計算さえすれば痩せる」の誤り

先述したように私たちは、副腎を元気にするために、個人ごとの状態に合わせながら、肉と新鮮な野菜を摂る食事をオススメしています。

すると読者の方たちや患者さんによく聞かれるのが、「毎食そんなに肉を食べていたら、太ってしまうのではないでしょうか?」といった質問です。たしかに肉を中心とした食事をカロリー計算したとすると、少し大きい数字が出て驚かれることがあるかもしれません。

「カロリー」とは、熱量の単位です。1900年代の初期にドイツ人医師である、カール・フォン・ノールデン氏が「私たちは、消費するよりも多くのカロリーを摂取することで肥満になる」と提唱したことをきっかけに、太る＝食べ過ぎであるとの考え方が広まりました。

食品ごとのエネルギーを数値化して計算すると、理論的には数字のうえで食べても太らない範囲のメニューを考えることができます。ただし人の体は、燃焼しきれずに余ったカロリーがそのまま脂肪に変わるほど、単純な構造はしていません。

食べているものや体調によっては、総カロリーが少なくても体が脂肪に変えようとします。さらにカロリー数値が大きくても鶏肉や牛の赤身肉などは、体が率先して消費しようとするため、実は太りにくい食材です。

ですから、痩せたい場合でも食生活で重視すべきなのは総カロリー数値ではなく、「何を食べるか」とその質を見るべきなのです。

コラム 3　こんな症状はありませんか？

健康本やTV番組が大好きだけど健康になれない

Cさん

- 40代女性
- 共働きで子育て中
- 30代後半から始まった若年性更年期の症状で来院
- ホットフラッシュ、気分変動に特に悩む。強い便秘あり

Cさんは、ホットフラッシュをはじめとした更年期症状に悩んでいました。月経期間が長くなったり、短くなったりする月経不順と、それによる気持ちの不安定さがつらいと話します。

Cさんは頑張り屋さんでもあり、仕事から帰ってきた後はしっかりと食事を作り子供に食べさせていました。一日を終えて疲れているので、子供を寝かしつけた後は、いつもリビングのソファで「放心状態」だったそうです。23時頃にはご主人が帰宅するので、ソファから重い体を起こし、ご主人の食事の準備をします。その後は残った家事をなんとか片付けたり、仕事のメールに返信したり。これらのことをしていたら、毎日あっという間に24時を過ぎてしまうのです。

「家事も仕事も子育ても、すべて中途半端になっている」などという強い自責の気持ちを感じたことや、更年期症状による体調不良から仕事へのモチベーションもどんどん下がってしまったことをきっかけに、私たちのところへ相談に来てくれました。

Cさんは来院前から、少しでも健康状態をよくしようとさまざまな健康法を試していました。健康本や健康について特集をしているTVなどを見ては、いといわれるものをかたっぱしから試していたそうなのです。その知識の豊富さは、まさに「健康マニア」ともいえるほど。

今まで実践したものを尋ねてみると、毎日きな粉を食べるものから炭水化物抜きダイエット、麹や甘酒などありとあらゆる方法がありました。けれども、「Cさんには、どの方法が効きましたか？」と聞くと、わからないというのです。

実は、試した方法の中でも特に炭水化物抜きダイエットは、Cさんの体質には合わないものでした。詳しく話を聞くと、やはり炭水化物を極端に抜いていたことでイライラが止まらず、お腹が強く張って便秘になってしまっていることがわかりました。

Cさんは便秘を解消するために食物繊維や発酵食品を摂るようにしたものの、余計に張りが強くなって便秘が治ることはありませんでした。

クリニックに来た頃には、疲れやひどい肩こりのために通っていたマッサージ屋さんですすめられた健康食品も試していて、Cさんがしている方法だけで健康法についてのＴＶ番組ができそうなほどでした。

ただし、Cさんも自宅でできる方法だけを試していた訳ではありません。ちゃんと病院に行き、婦人科でホットフラッシュと生理不順について相談をしていたのです。子宮がんなどひととおり検査をしたものの、結果は「異常なし」でした。担当した先生からは、「がんの所見はなく、月経も不安定ながら来ているので、年齢相応の更年期に差し掛かっている可能性が高いです。ひとまず様子を見てはいかがでしょうか」と説明をされたそうです。

実際にCさんの場合には婦人科系に異常は見られず、問題だったのは便がきちんと定期的に出ていないことでした。それに気づかずに、発酵食品と食物繊維を摂っていたのでより便秘を招いてしまっていたのです。

腸が健康な人であれば便秘には食物繊維が有効ですが、Cさんの場合には腸に炎症があったため、消化しづらい食物繊維を摂ることが負担になり逆効果だったのです。

第4章

しつこい疲れはお腹から治す！

腸内フローラを気にしている人ほど悪化しやすい「SIBO」

最近、健康法として「発酵食品を食べて、腸内フローラを元気にしよう」ということが、さかんにいわれています。腸内フローラとは、おもに大腸の中にいる細菌のこと。大腸にはたくさんの菌が生息していて、100種類以上、数にするとなんと100兆を超えるといわれています。

腸の壁に住んでいるこれらの細菌を顕微鏡でのぞくと、まるでフローラ（英語でお花畑）のように見えることから、「腸内フローラ」とよばれるようになりました。

腸内の細菌は、体にとっていい働きをする善玉菌。反対に悪い働きをする悪玉菌と、どちらにも属さずに優勢なほうに同調する日和見菌《ひよりみ》で構成されています。

腸内フローラにおける菌の割合や数は、生活習慣やストレスの状態、抗生物質から受ける影響でその人ごとに異なるものです。

善玉菌はおなじみの乳酸菌やビフィズス菌をはじめとして、悪玉菌が増殖することを防ぎ、消化をするための腸の運動を促します。悪玉菌は病原性の大腸菌や黄色ブドウ球菌などで、善玉菌と均衡《きんこう》がとれているうちは特に悪さをすることはありません。しかし量が増えてくると、腸内で有害物質を作りだしたり、便秘や下痢・腹痛の原因になったりします。

そこで、善玉菌が減ることのないように、発酵食品を食べようとメディアで取り上げられたのを機に、発酵食品を食べる健康法が広がりました。

善玉菌の量が多く保たれるのはとてもいいことなのですが、この流行によって、少し困った症状を抱える患者さんも出てきました。

小腸にいる菌が異常繁殖することで起きてしまう病気「SIBO」です。

なぜ「SIBO」にかかるのか

SIBOとは、「Small Intestinal Bacterial Overgrowth」を略したもの。日

本語では、「小腸内細菌増殖症」とよばれています。その名の通り、小腸にいる菌が異常に増殖して起きる病気です。

もともと小腸にはそれほどたくさんの菌は存在していないのですが、わずかに大腸菌やカンピロバクター、クレブシエラ菌などが住んでいます。宿主である私たちが細菌の餌になる糖質やグルテンなどの炭水化物を頻繁に摂っていると、それらの菌が増えすぎてしまい、体内の免疫機能が菌を攻撃することで、小腸の粘膜を傷つけ、さらに小腸を動かす（蠕動運動）働きをしている細胞も一緒に傷つけてしまうのです。すると小腸がうまく動かなくなり、栄養の吸収もスムーズに進まないため、栄養が残ったままの食べ物を大腸に送ってしまうことにもなります。

栄養が豊富な食べ物が届くことによって、大腸菌は爆発的に増殖します。その結果、カンジダなどの悪玉菌が大量に生みだされてしまうのです。

本来、小腸と大腸の間には簡単に通り抜けができないようなしくみがあるのですが、あまりに菌が増殖してしまうと大腸の中に収まりきらなくなり、押し

図4-1 ＳＩＢＯとは？

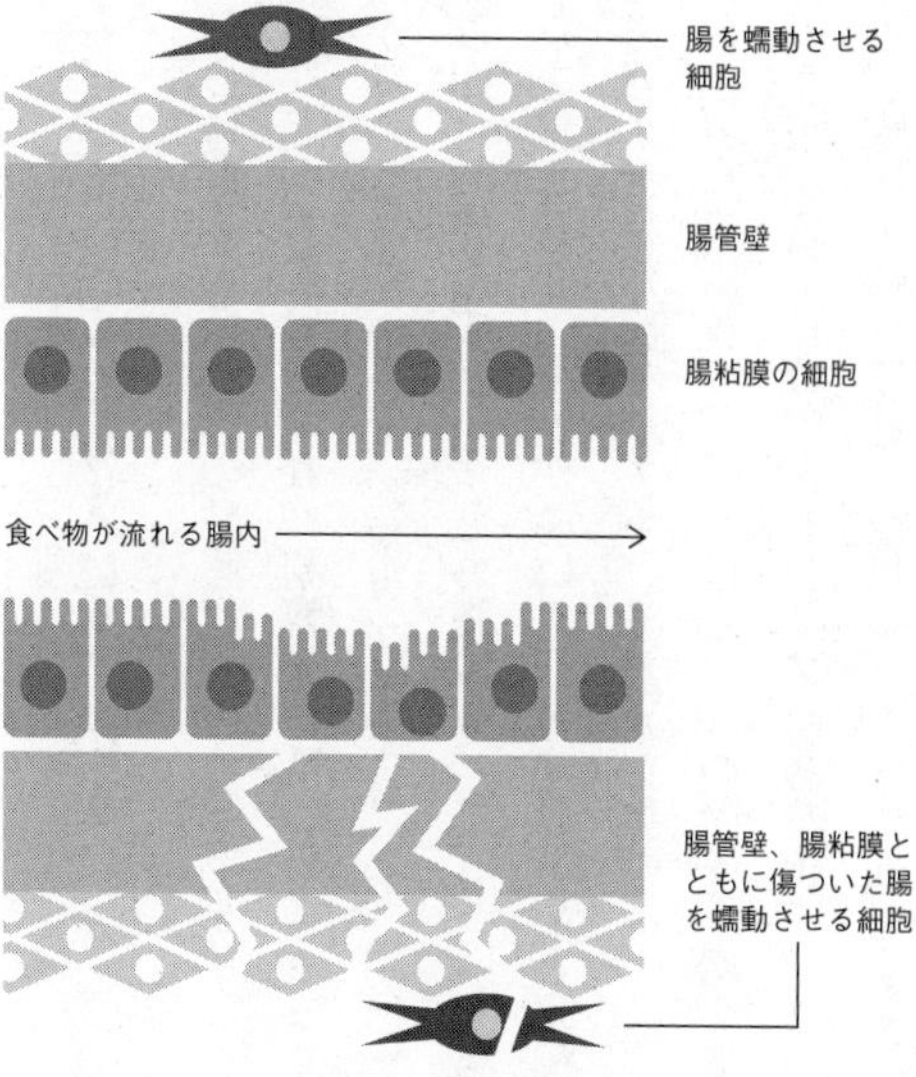

小腸内の細菌が異常に増えることで、
小腸を蠕動運動させている細胞が
傷ついてしまい、腸がうまく動かなくなる

出されるように小腸に流れ出てしまいます。この、小腸にはいないはずの大量の菌が流れ込んだ状態が、SIBOです。※23

「SIBO」はどんな人に多いのか

SIBOになると、小腸の粘膜は炎症に陥ります。炎症を抑えるためにコルチゾールなどが大量に使われ、副腎が消耗していきます。

本人が感じる症状では、菌やガスが充満していることで起きるお腹の張りや、痛みが特徴的です。いつもお腹が張ってしまって苦しい、チクチクするような痛みを感じるという人が多いようです。便秘と下痢は、両方とも起こります。どちらの症状が出ていても、注意が必要です。

もともと中高年に多く、近年は若い人の間でも増えているとされる逆流性食道炎も、原因がSIBOであるケースがあります。そのため、胃液がのぼってくるような感覚・胸やけも、症状のひとつになります。

これらの症状以外でも、ワカメなどの食物繊維が豊富なものや、オリゴ糖や乳酸菌が含まれた食品、流行の発酵食品などを摂るとお腹の張りを感じたり、苦しくなったりする場合はSIBOの可能性があります。

腸の中がすでに細菌とそれによって発生するガスでパンパンになっているため、さらに食物繊維や善玉菌が投入されると、いくらいいものであっても容量オーバーで受け入れることができない状態なのです。

後のページで詳しく紹介する「リーキー・ガット」とあわせて、SIBOは腸に炎症を起こし、コルチゾールなどを大量に消費するため、副腎の疲労を増すばかりの存在です。副腎疲労の患者さんたちのほとんどは、このどちらか、または両方を患っています。

副腎疲労は、食事を整え腸の環境をよくして、炎症を抑えることで劇的に改善する――と繰り返しお伝えしている理由は、こんなところにあるのです。

カンジダ菌に操られる？　「リーキー・ガット」とは

カンジダ菌は身のまわりだけでなく、健康な人の口の中、消化器官にも当たり前に存在している真菌です。私たちの手のひらなどの皮膚にも存在し、元気な人に対しては健康上の被害をほとんど与えません。

男性の方はあまりなじみがないかもしれませんが、女性の方は、婦人科系の病気である「膣《ちつ》カンジダ」という病名を聞いたことがあるのではないでしょうか。これは、疲れや別の病気で免疫力が低下した時にカンジダ菌が繁殖してしまい、外陰部に痒みを感じたり、白いおりものが出たりする症状です。

カンジダ菌が膣に存在してもすぐに病気にはなりません。副腎疲労の原因となる疲労・ストレス・ホルモンバランスの異常により免疫が低下することで発症します。

カンジダ菌は、糖質を餌にして増殖しています。だからカンジダをお腹にたくさん抱えている人ほど、いつも甘いものが食べたくて仕方なくなってしまうようです。

医師の中でも、「カンジダは餌がほしくて、その人（宿主）の脳に働きかけて、甘いものを食べさせようとしている」と考えている研究者さえいます。

このカンジダ菌が惹き起こす疾患が、「腸漏れ症候群」ともよばれている「リーキー・ガット」です。リーキー・ガットとは腸の粘膜が傷ついて、細胞に隙間ができ、腸壁に微細な穴が空いてしまったような状態です。そこから腸内の細菌や毒素、未消化の食べ物などが漏れ出してしまうのです。

リーキー・ガットの原因は、ほかにも痛み止めの薬やストレス、毒素、加工食品に含まれる添加物などがあります。カンジダが要因である場合には、もともと腸の中にいたカンジダが糖分によって増えることで、体の免疫機能がカンジダを異物（敵）と認識して排除するべく攻撃をします。その時に標的であるカンジダだけでなく、小腸の壁まで一緒に攻撃し壊してしまうのです。

腸から漏れ出た異物は体内の血中に入り込み、やがて免疫機能によって抗体が作られます。抗体は異物を記憶し標的と認識しているので、さらに異物を攻撃するために、炎症が増えてしまうのです。コルチゾールは腸の粘膜や壁が傷ついて炎症になった部分にも使われますし、腸内から漏れた異物を免疫機能が攻撃する際にも使われます。大量のコルチゾールを消費してしまうため、とにかく早急な治療が求められます。

さらに、リーキー・ガットは関節炎、喘息、皮膚の病気や食べ物へのアレルギー疾患、子供の発達障害、記銘《きめい》力障害（新しく経験したことが覚えられない）など、さまざまな疾患に関連しています。※24※25※26

リーキー・ガットを予防・改善するためには、まずはカンジダの餌になる糖分や、炭水化物を摂りすぎない（すでになっている場合には減らす）ことです。さらに、カンジダ菌の発育を抑制する食品、中鎖脂肪酸を含むココナッツオイルや香り成分を含むシナモン・レモングラス・ミントなどを食生活に取り入れるのがオススメです。炎症の原因となるストレスも、なくしていかなければなりません。

すでに傷ついてしまった腸壁を治すにはさまざまな治療法がありますが、オメガ3が含まれる良質な油を摂ることも有効です。

すべての基本となる細胞膜を綺麗にする「魚油」

細胞膜は脳と同じように、脂質で構成されています。そのため、よい状態にしたいのであれば、質のいい油を摂ることで状態の改善が可能です。たとえば魚の脂であるフィッシュオイルなど、オメガ3とよばれている油は、皮膚を柔らかく美しくします。傷ついた腸壁の修復にも有効です。

さらにアレルギーは、細胞がヒスタミンやプロスタグランジンを放出することで起こります。これらはすべて細胞膜から出ているため、質のよくない油を摂るとアレルギー症状は悪化し、よいものを摂取していれば症状は軽減していきます。

細胞や皮膚の表面は壁のように固定化しているイメージを持たれるかもしれませんが、実際には流動的で、外からいいものを取り入れて、細胞内の不要物を外に出す働きもしています。

その時に細胞の膜がガチガチに硬い状態だと、内容の入れ替わりができなくなってしまうために、細胞が内側から老化していってしまうのです。

余談ですが、現在の日本で「アンチエイジング」というと、ヒアルロン酸やボトックスなど、肌の外側だけを綺麗にするイメージが強いのではないでしょうか。

たしかに、外見が整っていると美しく見えます。しかし、医学的に見ても、表面だけが美しくて中身は年齢相応でいるよりも、体の中の細胞から若返らせて綺麗になったほうが、自然な美しさが得られるはずです。

人間は、37兆個にもなる細胞が集まってできています。これらの細胞が新陳《しんちん》代謝《たいしゃ》を繰り返し、入れ替わっていることで私たちは生命活動を維持できているのです。

人から見える部分である皮膚も、もちろん細胞でできていますから、その細胞の外側にある膜を綺麗にしてあげることが、美しい肌にも繋がります。健《すこ》やかな肌状態にするには、細胞膜が柔らかくあることが大切です。そうす

図4-2 リーキー・ガットとは？

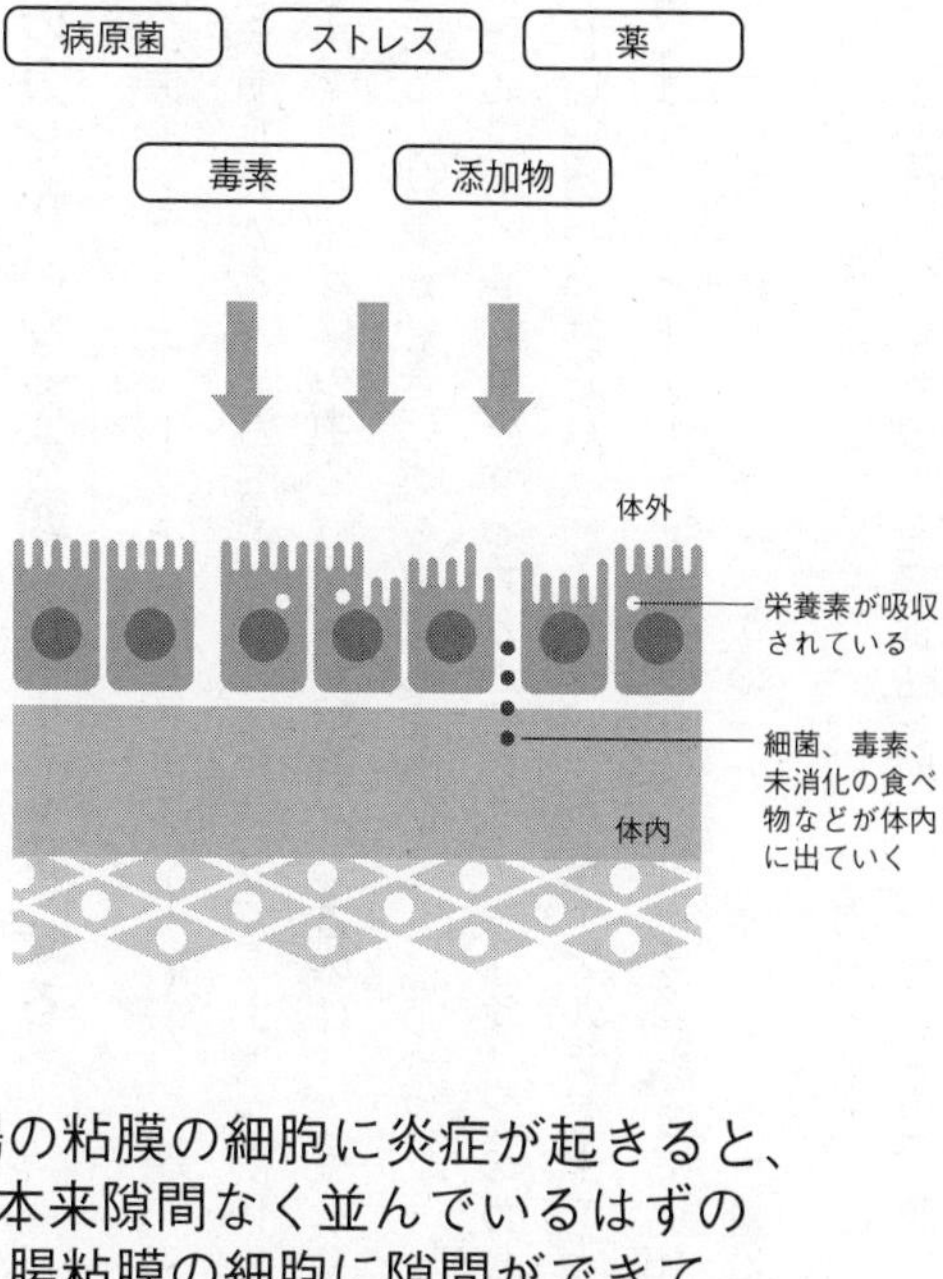

腸の粘膜の細胞に炎症が起きると、
本来隙間なく並んでいるはずの
腸粘膜の細胞に隙間ができて、
そこから体内に内容物や細菌が漏れる

ることで肌に水分が保たれ、みずみずしい印象を与えることができます。だから、良質な脂質であるフィッシュオイルが効果的なのです。

腸内のカビがあなたの頭をボーッとさせる

アドレナル・ファティーグを患う患者さんの多くが、「頭がボーッとする」という自覚症状があると話されます。この症状が、お腹と関係していることがあります。腸と頭は体の中でも距離が離れているのに、どうしてぼんやりしてしまうような状態が惹き起こされてしまうのでしょうか？

実はここでも、腸に繁殖するカビが関係してきます。このカビたちは腸内に住み、甘いものや発酵食品を餌として、「アセトアルデヒド」とよばれる物質を生産します。アセトアルデヒドは、アルコールを分解すると出る副産物。飲みすぎて二日酔いになった時は、このアセトアルデヒドが大量に体の中にある状態です。

面白いことに、甘いものや発酵食品を摂り続けていると、腸内のカビがアセトアルデヒドを大量に生産し、アルコールを飲みすぎたのと同じ状態になってしまいます。まるで二日酔いになっているかのように、脳がボーッとして集中力が発揮できなくなります。

原因は違っても状況は同じなので、お腹にカビがいて集中力がなくなっている患者さんに、二日酔いを防ぐための消化酵素を飲んでもらうと「頭がスッキリしました！」とみなさんが話されます。

つまり、お酒を飲んでいないにもかかわらず酔っ払ったような状態になっているので、アセトアルデヒドを分解できる酵素を飲むことで気分をスッキリさせることができるのです。

副腎疲労の人はどうしても糖質の塊である炭水化物に依存してしまいがちですが、治療の過程でこのアセトアルデヒドを分解できる酵素を飲んでもらうことで、炭水化物中毒からも離脱しやすくなります。

英語ではガット・ブレインコネクション（Gut-Brain connection）とよばれていますが本当に食べ物と腸、脳は深く結びついているのです。

コラム 4 こんな症状はありませんか？

子供が朝起きられなくて、心配

Dさん

・40代女性
・子供を連れてきた（患者は中学生の息子・Tくん）
・活発だったわが子が突然昼夜逆転し、無気力な様子になったので知人の紹介で来院

Dさんは、中学生の息子さんと一緒にやってきました。息子のTくんはもともとスポーツが大好きで活発な子だったのですが、最近では朝起きることができずに昼夜が逆転してしまい、学校にもほとんど行けていないのだそうです。本人の様子を見ても、ずっとぼんやりとした無気力な表情をしています。

Dさんから普段の生活環境を聞いていると、毎日の食事を減塩食にしていることがわかりました。醤油や味噌はもちろん減塩のものを使い、スープなどは塩味がわからないほど優しい味付けにしているとのことでした。

日本では減塩ブームが続いていますが、実際のところでは塩分を控えなければいけない病気でないのであれば、大人でもほとんどの人にとって塩分は足りていません。必要な塩分量は個人差が大きく、特に子供にとっては不足しやすい成分です。

この時もTくんには、まずその場で濃い塩水を飲んでもらいました。すると、ものの15分ほどで「あ、なんだかスッキリしてきました！」と笑顔を見せてくれたのです。私たちから見た印象も、ボーッと覇気のないイメージから、本来の元気な表情が出てきたようでした。

「子供が朝起きられず、困っている」と相談にみえる場合、健康志向でヘルシーな食事を取り入れるお母さんの行き過ぎた減塩によって、子供さんの気力がなくなってしまっているケースが多く見られます。

成長期の子は代謝もよく汗をかきやすいですし、特に夏場なんてTシャツにびっしり塩がついてしまう子もいるほど。だから、大人よりはるかに塩分が必要なのです。

注意したいのはプラスする塩分はNaCl（塩化ナトリウム）だけで構成された精製塩ではなく、マグネシウムやヨウ素がそのまま残っている精製法の自然塩で摂ってください。自宅で使う塩は海塩や岩塩など、自然の場所から作られた塩を選びましょう。

Tくんの場合はゲームを好んでしていたこともあり、深夜まで続けていたゲーム習慣も、無気力の原因になっていました。眠るべき時間にゲーム画面の強い光に当たることで、睡眠ホルモンとよばれるメラトニンの分泌が抑制され、寝つきが悪くなったり、眠りが浅くなります。さらに、眠っている間に作られるコルチゾールも生成されず、決まった時間に起きて登校することができませんでした。Dさんの協力を得て塩分の含まれた食事を摂り、夜遅い時間にゲームを控えるようにしたことで、すぐに問題なく学校に通えるようになりました。

第5章 心の疲れも副腎から

すぐイライラする人の体内で起きていること

心身が疲れてくると、イライラしがちになってしまうという方がいます。「すぐにイライラしてしまう人」の体内では、特徴的なことが起こっています。それはどういう状態であるかというと、アドレナリンやノルアドレナリンなどの「戦うホルモン」である、**「カテコラミン」が過剰に生成されてしまっているのです。**

カテコラミンは野生動物が戦う時や全力で逃げる時に出るホルモンなので、分泌量が多いと、まるで壇上でスピーチをする時のように、どうしようどうしよう……とプレッシャーや緊張で落ち着かないような状態になります。

常に不安な気持ちを抱えている状態なので、いきすぎるとパニック症状も起きますし、その状態では眠れませんので不眠の症状も出てきます。

ちなみに、カテコラミンが過剰になっている時には、「むずむず脚症候群」が発症しやすい状態でもあります。むずむず脚症候群は夜に眠ろうと横になっても、おもに脚の部分が「むずむずする」「虫が這《は》っているような感覚がある」「じっとしていられない」などの感覚を訴えます。この状態もやはり眠るどころではありませんし、日中のイライラの原因になってきます。

どうしてカテコラミンが過剰生成されるかというと、これもお腹の環境が原因で起きてきます。腸の中には、クロストリジウム菌とよばれるバクテリアが存在しています。このクロストリジウム菌が出すHPHPAや4-クレゾールとよばれる物質が、カテコラミンの分解を阻害してしまうのです。[※27]

クロストリジウム菌は腸内フローラの一種なので、カビや悪玉菌が増えるような腸内環境ではクロストリジウム菌も一緒に増え、カテコラミンが増え、いつまでもイライラしっぱなしの精神状態ができあがってしまうのです。

副腎疲労があるとすでに腸の状態がよくない場合がほとんどですから、「いつもイライラしてしまう」「落ち着かない」ことが、副腎疲労を抱える人の症状としても現れてきます。

ちなみに、男性ホルモンはカテコラミンの分解を進め、女性ホルモンはカテコラミンをゆっくりと分解します。なので、男性はやる気がなくなる低カテコラミン、女性はイライラするカテコラミン過剰になりやすいと言えます。女性に比べ男性にボクシングなどを好む人が多いのは、カテコラミンを出すためと考えられます。

しかし、近年は環境ホルモンが女性ホルモン様の働きをするため、男女問わずカテコラミン過剰の方が増えている印象があります。悪いものを体内にできるだけ取りこまず、入ったものがきちんと出て行くように、よいものを口にし、解毒を進めることがここでも大切です。

カテコラミンが原因で子供の多動が起きる

カテコラミンの濃度が高いと大人はいつもイライラが続いてしまうようになりますが、子供の場合にはいつも不安感を訴える、多動になるケースが多くみられます。

カテコラミンが出ていると落ち着いて座っていられるような状態ではないので、学校の教室で動き回る、歩き回ってしまうといった症状となって現れます。常に頭の中は混乱していて集中できず、「先生の話を聞かない」と判断されてしまうことも。

落ち着いて学習ができないことで物覚えが悪くなり、学習障害と判断されてしまうケースも多いようです。この件についてはマウスでも再現性が確認されていますし、論文上でもカテコラミン数値が高いと学習障害を惹き起こすという内容が発表されています。[※28]

ご安心いただきたいのはこのようなケースで判断される学習障害とは、カテコラミンのせいで一時的に診断されたものです。そのため腸内の状態を整えることで、改善をはかることができます。

クリニックにいらしていた患者さんの中に、バレエが好きでバレエスクールに通っていたお子さんがいらっしゃいました。けれども、振り付けを覚えることができなかったので、発表会には出してもらえなかったのです。暗記が苦手なので学校の勉強もあまり得意ではなく、成績も下のほうでした。

ところが、クリニックに通いながらお母さんに食事を整えてもらったところ、記憶力が大幅に改善してバレエの振り付けも授業の内容も暗記できるようになりました。

今では、バレエスクールでは重要な役を演じることができるようになり、勉強も理解ができるようになったので、上位の成績が取れるようになったそうです。

現在私たちは、学習障害と判断をされてしまっている子供たちの中に、腸の状態が悪いせいで理解力が落ちているケースが相当数まぎれているのではないかと考えています。その子たちは、食事を整えてあげるだけでぼんやりした頭がスッキリし、自然と成績が上がって毎日が過ごしやすくなるはずなのです。

急にキレてしまう高齢者の副腎は……

昔は「お年寄り」といえば、縁側でひなたぼっこをしているような、穏やかで達観した人物を思い浮かべることが多かったように思います。今では年齢を重ねても生涯現役の人が増えたこともあり、70歳80歳では隠居なんてせずに元気ハツラツ、颯爽《さっそう》と街を歩くシルバー世代の方をお見かけします。

お元気なのはとても素晴らしいことなのですが、まれに公共機関などで些細《ささい》なことでキレてしまう、公園や保育園で子供の声がうるさいとクレームをつけてご近所で避けられてしまうような「キレる高齢者」の話を聞くこともあります。

さっきまでは機嫌がよかったのに、急にキレてしまう高齢者のふるまいについても、私たちは副腎機能に原因があると考えています。

副腎が疲れてコルチゾールが適切に出てこなくなると、理性的な判断をする脳の前頭前野が正常に働かなくなってしまいます。すると、ちょっとしたストレスにも過剰に反応し、感情をコントロールできずに衝動的な行動をとってしまうのです。

アドレナル・ファティーグに陥っている人は、ビタミンB群が不足しています。ビタミンB群は副腎を正常に機能させ、怒りなどの感情をコントロールするために不可欠な栄養素です。

さらにマグネシウムの欠乏によって、音や光への感覚が過敏になります。ほかの人はまったく気にならないような子供のはしゃぐ声なども、それによって癇《かん》にさわるようになってしまうのです。

昔に比べて毎日が忙しくなったなど、環境による要因ももちろんあると思います。しかしそれ以上に、パン食やファーストフード、冷凍食品が一般化したことで食事からの副腎疲労を抱えている人が特に多いように感じられるのです。食事を整えることは、高齢化社会で起きる諸問題の解決の一助になるのでは……なんて思わされてしまいます。

見逃されがちな高齢者の食生活の乱れ

乱れた食生活をしているのは、おもに若い人が中心……。そんなイメージがありますが、診察室でお話をうかがっていると意外な事実を知ることになります。実は高齢者の方たちも、働き盛りのビジネスパーソン以上に食生活が乱れている様子がしばしば見受けられるのです。

子供はとうに巣立ってしまい、夫も会社勤めをしていた時ほど食べなくなった。さらに、定年前は朝食と夕食の準備だけでよかったのに、今では3食用意しなければいけないので面倒でしかたない……。

そこで、朝食は焼くだけのパンとコーヒー、あればサラダを少し。手早く済ませたい昼食はうどんやそうめんなどの麵類だけなど、小麦だけ、野菜やたんぱく質が極端に少ない食事が多くなってしまうそうなのです。

小麦は副腎にとって負担の大きい食事です。そして、精製された糖質は血糖値を急激に上げ、感情の制御が難しくなる原因になります。

ネガティブ思考にはオメガ3

人間の脳は、水分をのぞけばその約60%が脂質で構成されています。そのため、脳をいい状態に保つには、毎食ごとに質のいい油を摂ることが大切です。

「良質の油」の代表は、本書でもたびたび紹介しているオメガ3系の多価不飽和脂肪酸です。

これはおもにイワシやサンマ、サバなどいわゆる青魚に含まれるDHAとEPAのことを指します。不飽和脂肪酸とは、常温で固まりにくい油のこと。ほかには、脳の細胞膜を構成する、脳の活性化に不可欠なオメガ6系のARA（アラキドン酸）もあります。ARAは卵の黄身やサワラ、サバ、牛肉の赤身、鶏もも肉、ワカメなどに多く含まれています。

これらの「オメガ脂肪酸」は体内でほとんど合成されないことから、食事から摂取しなければいけない「必須脂肪酸」とよばれています。

思考や記憶をするために必要なのは、脳が持つ神経細胞のネットワークが正しく繋がって、情報が伝わることです。情報を処理する能力を支えているのは、神経細胞の細胞膜がしなやかであること。

年齢を重ねることで記憶力が低下してくるのは、この細胞膜が硬くなることも一因です。オメガ脂肪酸を意識して摂ることは、記憶力低下を防ぎ、脳の働

図5-1 よい油を摂ろう

		主な脂肪酸	多く含む食品
不飽和脂肪酸	オメガ３（n-3）系	α－リノレン酸 DHA EPA　など	アマニ油、 えごま油、青魚 など
不飽和脂肪酸	オメガ６（n-6）系	リノール酸 アラキドン酸 など	コーン油、大豆油、 綿実油、グレープシードオイル、 卵の黄身、牛肉、 鶏もも肉など
不飽和脂肪酸	オメガ９（n-9）系	オレイン酸 など	オリーブオイル、 ピーナツ油など
	飽和脂肪酸	ラウリン酸 ミリスチン酸 ステアリン酸 など	パーム油、 ココナッツオイル、 ラード、バター など

よい油はよい細胞やホルモンの
原料となり、心も体も元気にする

きを円滑にすることに繋がります。

オメガ3系脂肪酸はうつ、ネガティブ思考にも有効

オメガ3系の脂肪酸は脳の円滑な伝達を助けるだけではなく、うつやネガティブ思考などの精神的な部分にも関わっています。

オメガ脂肪酸とうつ病に関する研究は世界各地で行われていて、WHO（世界保健機関）でも、オメガ3系のDHAとEPAの精神的な健康への有用性が検討されているほどです。DHAにはセロトニンやドーパミンの効果を増強する働きがあることから[※29※30]、もしもDHAが不足してしまうと、脳内のセロトニン作用が減少します。そのため、うつ症状を惹き起こします。さらにDHAやEPAは海馬《かいば》に作用し、認知機能を改善させると報告されており、それらの不足は学習のトラブルを招く一因となります。

オメガ3系の油は、私たちがストレスを感じて、不安感や恐怖心を抱えたときに気持ちを和らげるのにも役立ちます。

ファーストフードやコンビニ食が続くとつい気持ちが荒れてネガティブ思考になってしまいがちですが、そんな時こそオメガ3系の油を摂ることで、気持ちを浮上させることができます。

DHAとEPAはよく似ていて、両方とも血中の中性脂肪やコレステロールを低下させる働きをします。それぞれの違いとしては、DHAは脳を構成している成分で、EPAは脳の入り口にある脳関門を通り抜けることができません。

けれどもEPAは血液を健康な状態にする能力が優れていて、DHAとEPAはお互いに補い合うことで脳内を健康に保っているのです。

良質な油でポジティブになれる

いっぽうオメガ6系のARAは、体内でアナンダマイドとよばれる脳内物質になります。この物質は幸福感を与え、ポジティブな気持ちに導いてくれる働きがあるとされています。

気持ちがネガティブに寄りがちで、強いストレスを感じている方はヘンプオイルもオススメです。「ヘンプオイル」とは麻から作られる油で、先述したが麻に含まれる成分の中でもカンナビジオールという依存性のない、安全な成分が抽出されたものです。

日本では麻に関しては、まだ大麻のイメージが強いのかもしれません。もちろんこの油には、大麻の成分である依存性があって多幸感を覚える、テトラヒドロカンナビノールは含まれていませんのでご安心ください。

オメガ3系のDHAとEPA、亜麻仁油、えごま油、シソ油や、オメガ6系のARAなど、常温で固まりにくい不飽和脂肪酸の油は熱で酸化しやすいので注意が必要です。

そのため炒め油や揚げ物の油として火を通すのではなく、抗酸化作用の高い生野菜にドレッシングとしてかけて食べるのが向いています。

コラム 5　こんな症状はありませんか？

いつも頭がボーッとして疲れやすい

Eさん

・50代男性
・若年性認知症を疑って来院
・強い疲労感、頭のぼんやり感などの症状がある

Eさんは、「最近いつも頭がボーッとして、記憶力も低下してきた」ことが気になっていました。一日のうちでどの時間が特にぼんやりしてしまうのかを聞いたところ、「いつも決まって、昼食後に一番強い倦怠感がある」のだそうです。そのため、昼食後からは少しでもシャキッとしたくて、何杯もコーヒーを飲んでいました。

ランチによく食べるメニューを聞いてみると、会社の近くに気に入った中華料理店があり野菜炒め定食や酢豚を食べることが多いとのことでした。これらはどちらにも野菜が多く使われていて、健康に良さそうな気がします。

けれどもEさんがボーッとしてしまいやすいのは、この中華料理が原因でした。昼食で惣菜パンや麺類を食べると小麦粉の成分によって眠気やだるさを感じる人が多いのですが、中華料理やラーメンに多く使われるグルタミン酸ナトリウム（MSG）もまた、疲労を感じさせる成分のひとつです。

グルタミン酸ナトリウムとは、いわゆる「うま味調味料」のこと。この調味料を使った食事を摂ると、頭痛や、頭がボーッとすると訴える患者さんが多いのです。

中華料理は野菜を多く使っています。それは間違いなくいいことですが、うま味を強めるための化学調味料も大量に使っていることがあります。これはラーメンも同じで、あのパンチを効かせたうま味を出すためにたくさんのグルタミン酸ナトリウムが使われているケースがあるのです。

脳にはNMDAレセプターとよばれるグルタミン酸の受容体が存在します。

グルタミン酸は、脳内における興奮性のシグナル伝達物質です。この受容体は中枢神経にあって、記憶や学習に重要な役割を持っています。人工的なうま味成分のMSGによって過剰にNMDAレセプターが刺激されている状態となるため、脳は混乱してしまいます。本人たちはこの状態を「ボーッとする」と表現しますが、意識が遠のいているのではなく、頭の中が刺激されすぎて混乱している状態といえます。

このような場合には家で食事を摂るようにしてもらったり、無添加でサラダボウルが食べられるようなお店で食事をする、それも難しければ外食の回数を減らすだけでも改善が見られます。

Eさんの場合にはもうひとつの問題として、コーヒーの飲み過ぎも改善すべきポイントです。副腎疲労がある人はコーヒーやコーラを好み、水のように何杯も飲む傾向があります。その理由は、これらにはカフェインが含まれているから。無意識にカフェインによって副腎を刺激することで、体を奮い立たせて一日を乗り切ろうとしているのです。

目覚めの一杯や、会議中の一杯だけ……というならさほど問題はありません。しかし、だるさや疲れをコーヒーでごまかすような飲み方をしていると、副腎の疲労は悪化し体調がますます悪くなってしまいます。

第6章 最新医学から見る疲れと食事

遺伝子のSNPsを考えた食事って？

SNPsは、「スニップス」と読みます。学校の授業で、DNAは二重らせん型をしていると習った記憶がありませんか？　ヒトゲノムは約30億個の塩基対で構成されていて、SNPsはこの塩基ひとつが変異している状態を指します。一塩基の違いであれば、膨大な数で構成されている遺伝情報から考えると、ほんのわずかな違いにすぎないように見えます。けれども、このわずかな違いによって、特定の病気へのかかりやすさや薬の効きやすさが決まるのです。

たとえばSNPsを調べる検査では、ある種の薬の効果が人によって異なることや、副作用の出方が異なることがわかり、一人ひとりに効果的に適正な薬を選べるようになります。

身近な例でいえば、お酒に強いかどうかやその時に顔が赤くなりやすいか、年齢を重ねても髪の毛はフサフサのままかといったことも、SNPsの影響を受けています。両親や兄弟・姉妹と自分を比べて、自然と「遺伝でお酒が弱いんです」などと言ったりしますが、それはこのような仕組みが受け継がれることで決まっているのです。

病気に関していえば、一部のがんや心臓の血管による疾患、糖尿病、アルツハイマー病もSNPsが影響をおよぼしやすいとされています。

そして、この**SNPsは、不足しやすい栄養素や消化・代謝に関わる酵素活性などにも影響している**のです。

最新の医学では、このSNPsを検査し、その結果に沿って、自分に不足しやすい栄養素をサプリメントで摂ったり、酵素の働きが弱い体質を食材で補ったりするといった健康法も実践されています。

がんも防ぐメチレーションとは

「メチル基」という物質があります。炭素と水素から作られていて「$-CH_3$」とだけ書くこのメチル基、シンプルな構造ですが、人間にとって非常に重要な役割をたくさん果たしています。遺伝子のスイッチのオン／オフがそのひとつです。

メチル基はフラッグのような役割をしていて、体内でＤＮＡを構成している成分のひとつである「シトシン」に結合し、「ここの情報を読んでください」「ここはコピーしないでください」「ここは壊れているので修復してください」などと発信しています。メチル基はシトシン以外にもさまざまな化合物の水素分子と置き換わります。この反応を「メチル化（メチレーション）」といいます。メチル化は体のあらゆる場所の反応に関与していて、メチル化が適切に行われないと、多岐にわたる健康問題をもたらします。

近年、乳がんが増加しています。その原因のひとつにメチル化のトラブルがあります。女性ホルモンのエストロゲンには種類があり、特にE1と呼ばれる「エストロン（エストロゲンの一種）」は女性ホルモンとしての働きが強く、正常にメチル化されないと「４ヒドロキシエストロン」になり子宮や乳房を刺激します。この４ヒドロキシエストロンが高いと、乳がんのリスクが高まります。

図6-1 メチレーションとは？

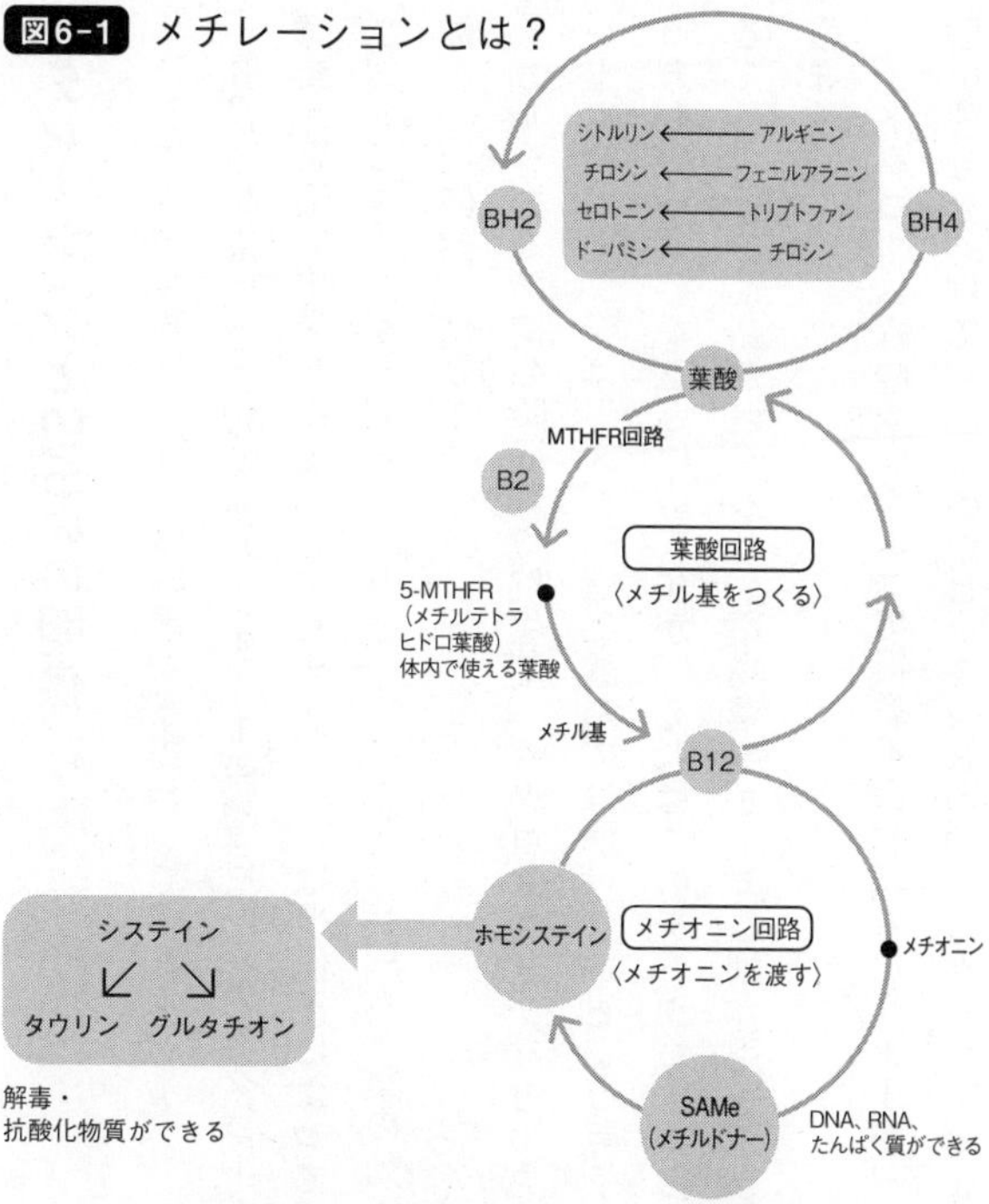

メチレーションの回路がきちんと回ることで、
私たちは健康な体を維持している

メチレーションとSNPsの関係

さらにメチル基は、肝臓の解毒にも関わっています。

肝臓の解毒には2段階あります。1段階目ではチトクロームP-450という酵素が毒素を化学的に変化をさせます。ここは遺伝子によって、個々人でさまざまな得意不得意があります。アルコールに強い人、薬の効きがいい人などは、この酵素に依《よ》ります。

カルシウム拮抗の降圧剤や抗生剤、シクロスポリンなどの免疫抑制剤は、グレープフルーツジュースと一緒に飲んではいけないという話を聞いたことがある方もいらっしゃると思いますが、それはこのチトクロームの活性が阻害されるため、薬の代謝が遅くなり、薬物濃度が上昇し副作用を惹き起こしやすくなります。

チトクロームはSNPsによって得意不得意が異なりますが、チトクロームの弱い部分を助けてくれるのがビタミンB群やグルタチオンです。

そして、チトクロームが解毒したものを、尿や汗などの水に溶けやすい形にして体外に出やすくするのが2段階目です。ここでメチル基が活躍するのです（ここではアミノ酸やイオウ基なども活躍しています）。

しかし、メチル基の数が足りないと、毒素は体の外に排出されません。そればかりか、活性化した毒素として体内をめぐることになってしまうのです。

メチレーション検査で自分の弱点がわかる

メチレーション検査とは生まれつき持っているSNPsを調べて、メチル化に関わる代謝経路で作り出される代謝物質について調べることができるものです。この検査では、生きていくために必ず必要な葉酸や各種アミノ酸が、正しく代謝されているのかを調べることができます。

正しい食事やサプリメントで栄養を補給していても、なぜか体調が思うように改善しないことがあります。そんな時に、何が原因で栄養分を必要な場所に届けることができないのかを調べるための検査です。

ここからは少し専門用語が増えてきますが、できるだけわかりやすく説明をしていきたいと思います。

ここで説明する検査を行うことで、生命を維持するための仕組みは滞りなく動いているか、部分的に代謝を行うのが弱い部分はないか……といったことを調べることができます。

メチレーション検査で調べられること

・遺伝子が適切に機能して、必要な葉酸および葉酸代謝産物を作りだせているか？
・メチレーションに関与する代謝酵素は機能しているか？
・遺伝子のスイッチをオン・オフするメチル化が円滑に行われているか？
・体の解毒作用は適切に機能しているか？
・神経伝達物質（セロトニンやドーパミン）の代謝産物のバランスはよいか？
・メチレーションをするための栄養素は不足していないか？

図6-2 肝臓の解毒回路

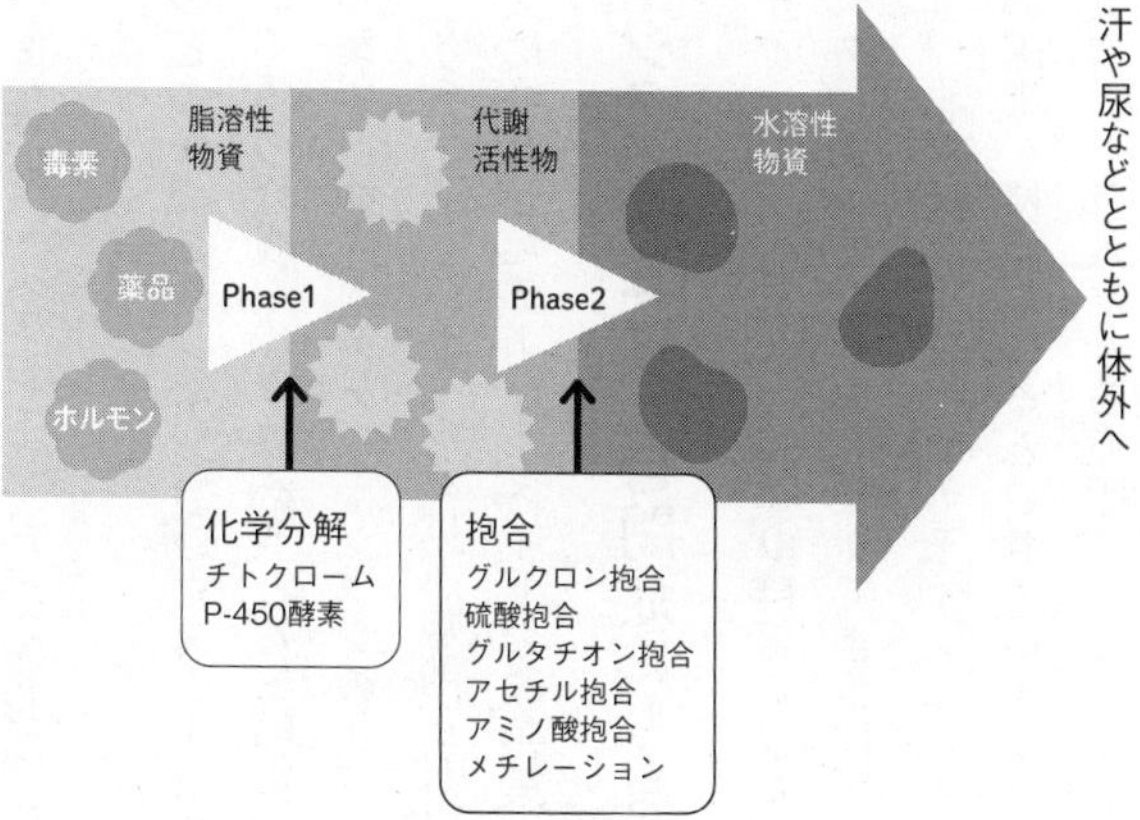

肝臓の解毒には遺伝子のSNPsが関わっている。解毒にいい食材はPhase2の「抱合」で役に立つ

・有害金属の蓄積で、メチレーションが悪影響を受けていないか？

体の中のどこかでメチレーションがスムーズに機能しなくなると、体を構成するたんぱく質の合成や代謝で必要となる酵素が不足して、病気を惹き起こしやすくなります。体内のメチレーションの状態を把握することで、これまでのように、「がんになりたくなければ、規則正しい食生活を」といった指導ではない、個人に合わせたテーラーメイドの改善策が得られるようになるのです。

メチレーション検査は、自閉症にも有効

最新のテクノロジーによってより詳細な検査ができるようになったことで、自閉症スペクトラムの対策や治療ができるはずだとして世界中で研究が進められています。自閉症スペクトラムを抱えるほとんどの患者さんは、代謝の過程に何らかの障害を持っているとされています。

自閉症スペクトラムになる原因はまだ完全には解明されていませんが、これ

までの研究によって、慢性の炎症が影響している可能性が高いことが判明しています。脳の中で代謝の異常が起こったり、代謝経路が阻害されると、脳内の炎症性サイトカインの増加や、酸化ストレス、ミトコンドリアの機能障害や解毒能力を上回る毒素の蓄積などが惹き起こされます。

このような代謝の異常を治療することで、対策や治療を行うのです。たとえば体内で生成・代謝しにくい神経伝達物質やホルモン、栄養素をサプリメントで補ったり、腸のトラブルを治療したりします。海外の研究では、自閉症スペクトラムの診断を受けた4459名と対象群122万5835名で、妊娠中に母親が葉酸サプリを服用していると自閉症リスクが有意に低下するという報告もあります。これは西洋人、アジア人どちらの集団でもリスクが下がっていました。

さらに、このような最新のテクノロジーにより、子供の発達を促進したり、潜在的な能力を開花させることができる、という可能性も開かれたのです。

余談ですが、私（良子）自身メチレーション検査を行ったところ、葉酸を利用する力が弱いことがわかりました。アジア人には4人にひとりの割合でこのSNPsを持つ人がいます。そのためか、子供の頃から葉酸を含む野菜が大好きで、親からもびっくりされるほどの野菜を欲していました。今思うと、自分の体に必要な食べ物を自然と欲していたのかもしれないなと思っています。

子供の副腎疲労が増えている

コラム4ではDさんの息子さん・Tくんを例にお話をしてきましたが、子供の副腎疲労でご両親に連れられてクリニックにやってくるケースが、年を追うごとに増えてきています。

私たち大人が思う以上に、子供たちは学校生活や毎日の習い事、受験勉強、友達や親との関係などさまざまなストレス環境に囲まれて生活をしています。彼らは社会生活の経験が少なく、体も心も育っていく過程にあるわけですから、大人よりもずっとストレスに敏感ですぐに副腎が疲れてしまうのも無理はありません。

さらに子供の場合は食事を自分で選ぶことができませんから、自分の体調や体が受け付けない素材を食べた時の小さな違和感をもとに、メニューを変えていくこともできません。お母さんが朝食に菓子パンと牛乳、昼食に焼きそば、夜にクリームシチューを用意してくれたならそれを食べるしかないのです。

例に挙げたこのメニューでいえば、毎食すべての食事に小麦粉が使われているので副腎への負担がとても大きくなります。そして朝食の菓子パンは使われている砂糖の量から、甘いお菓子を与えているのと同じことになります。

これは市販されているシリアルや甘みのついたコーンフレークでも、同じことがいえます。スーパーなどで朝食用として売られていたとしても、その成分がおやつに食べるクッキーなどと同じであれば、一日のはじめに食べる食事としては向きません。

子供の食事だけにいえることではないのですが、「何を食べているか」は彼らの健康に直結して影響を与えるのです。また、添加物などの化学物質は、学習能力にも影響を与えます。

冷凍食品中心の食事から手作り食に変更し、子供の習熟度が変わった例

ある幼稚園に通う姉妹は、何度教わっても挨拶《あいさつ》ができないほど一般的な生活ルールに沿って生活するのが難しく、多動傾向のある状態でした。そこで食生活について話を聞くと、お母さんがとても忙しかったことで赤ちゃんの頃はレトルトの離乳食やパン粥《がゆ》、大きくなってからは冷凍食品やできあいのお惣菜を中心とした食事を与えていたとのことでした。

子供たちが小学校に上がる前にお母さんが再婚されると、食の重要性を知るお父さんが危機感を抱き、自宅で食べるすべての食事を手作り食に変更しました。それからは基本的に化学調味料や添加物を避け、副腎にやさしい手料理を作り娘たちに食べさせるようになりました。

すると、彼女たちは挨拶ができなかった頃が嘘のように落ち着き、多動傾向もなくなりました。はたから見ていても、表情が見ちがえるほど豊かになった

ことがわかります。いろいろなことが理解できるようになったことで、学校の勉強も楽しく続けられているそうです。

後にお父さんは、「ふたりの娘に会ったばかりの頃には、特別支援学級に入る可能性が高いのではと感じていた」と話していました。この例はP180でもお伝えしていた、カテコラミンが原因で多動になるケースと同じことが起きていたのではないかと考えられます。

子供が苦手に感じる食べ物を残したり、生活にやる気が見られなかったりすると、大人は「頑張って食べなさい!」「しっかりしなさい!」と頭ごなしに叱ってしまいがちです。

けれども、子供が一見やる気がなくだらけているように見えるのは、うまく言葉で伝えることができないからこそ、態度にSOSサインが現れているのかもしれません。

大人でさえ、副腎の疲労は自分で認識することが難しいのです。そもそも「頭が痛い」「お腹が痛い」と明確に伝えることができないのが子供ですから、親御さんたちには副腎からの小さなSOSを見逃さないでいただきたいと思っています。

おわりに

最後までお読みいただきまして、ありがとうございました。

原因不明の体調不良に苦しむ日本の患者さんにお伝えしたい一心で私たちが翻訳・監修した『医者も知らないアドレナル・ファティーグ――疲労ストレスは撃退できる！』（ジェームズ・L・ウィルソン著、中央アート出版社）の出版から、はや7年が経ちました。この7年で、たくさんの副腎疲労の患者さんにお会いし、たくさんの方が笑顔を取り戻されていきました。患者さんが元気になり、ご自身が「こうなりたい」と望まれた人生を着実に歩んで行かれる姿は、私たちにとってとても喜ばしいことです。

たくさんの方の治療を続ける中で強く思ったのは、冒頭でもお伝えしたように、「食べることは生きること」だということです。私たち自身も皆さんと同じように一生懸命働いていますので、多忙なスケジュールの中で、きちんと食べることが難しくなってしまう状況は痛いほどわかります。それでも、どんなに忙しくても、食事は「最後の砦」とすることにしています。「食べること」を諦めてしまうと、「生きること」に大きな影響があると、身をもって知っているからです。食事を大切にすることは、自分自身、そしてあなたの大切な人の未来を大切に思うことです。

本書が、「食事」を通して、あなた自身にとって本当に大切なものは何か、どんな人生を歩みたいのかを考える一助となれば幸いです。

2018年2月

本間龍介
本間良子

参考文献

※1 James L. Wilson. "Clinical perspective on stress, cortisol and adrenal fatigue" United States: Advances in Integrative Medicine, 2013.
※2 Opstad K. "Circadian rhythm of hormones is extinguished during prolonged physical stress, sleep and energy deficiency in young men" Eur J Endocrin,1994.
※3 Blood GW,Blood IM, "Bennett S, Simpson KC, Susman EJ. "Subjective anxiety measurements and cortisol responses in adults who stutter" J speech and Hear Res, 1994.
※4 Melamed S, Bruhis S. "The effects of chronic industrial noise exposure on urinary cortisol, fatigue and irritablity: a controlled field experiment" J Occup Environ Med, 1996.
※5 Croes S, Merz P, Netter P. "Cortisol reaction in success and failure condition in endogenous depressed patients and controls" Psychoneuroendocrin, 1993.
※6 Holboer H, Grasser A, Friess T, Wiedemann K. "Steroid effects on central neurons and implications for psychiatric and neurological disorders" Ann NY AcadSci, 1994.
※7 Kuk JL, Brown RE. "Aspartame intake is associated with greater glucose intolerance in individuals with obesity" NRC Research Press, 2015.
※8 R. Kekkonen, K. Peuhkuri. "Bioactive milk protein and peptide functionality" Dairy-Derived Ingredients, Korean J Food Sci Anim Resour. 2015; 35(6): 831-840.
※9 Zhongjie Sun, J. Robert Cade. "A Peptide Found in Schizophrenia and Autism Causes Behavioral Changes in Rats" Autism 3(1). 1999; 85-95.
※10 Park SW,et al.(2014) "A milk protein, casein, as a proliferation promoting factor in prostate cancer cells" World J Mens Health August 32(2):76-82
※11 Encyclopedia of Neuroscience. "Casomorphin" 2009; Pages 577-581.
※12 Zhongjie Sun et al. " β -casomorphin induces Fos-like immunoreactivity in discrete brain regions releva" Autism 3(1).

1999; 67-83.
※13 Reichelt KL, Knivsberg AM. (2003) "Can the pathophysiology of autism be explained by the nature of the discovered urine peptides?" Nutr Neurosci. 2003 Feb;6(1):19-28.
※14「カフェイン中毒、5年で100人救急搬送　死亡3人」日本中毒学会調査（日経新聞　2017年6月13日）
※15「有機食品だけで2週間生活したら、体に大きな変化があった」（ハフィントン・ポスト　2015年5月25日）
※16「見えてきた腸腎連関の存在」『日本内科学会雑誌』106、2017年5月10日号、一般社団法人日本内科学会
※17「私はこう治療する　Leaky Gut Syndrome(LGS)」『診断と治療』(7)、2014年7月号102、診断と治療社
※18 Jacobs BC,Hazenberg MP,van Doorn PA,et al. "Cross-reactive antibodies against gangliosides and Campylobacter jejuni lipopolysaccharides in patients with Guillain-Barre or Miller Fisher syndrome" J Infect Disease,1997;175:729-733.
※19 Vojdani A and Tarash I. "Cross-reaction between gliadin and different food and tissue antigens" Food Nutri Sci,2013;4:20-32.
※20 Vojdani A. "Obsessive Compulsive disorder and differentiation between non-autoimmune OCD and the autoimmune version of the disease called PANDAS" Latitudes,2003;6(2):1-6.
※21 Hanin I. "The gulf war,stress and leaky blood-brain-barrier" Nature Med,1996;2(12):1307-1308.
※22 Dohgu S and Banks WA. "Lipopolysaccharide-enhanced transcellular transport of HIV-1 across the blood-brain barrier is mediated by the p38 mitogen-activated protein kinase pathway" Exp Neurol,2008;210:740-749.
※23 Lin HC. "Small intestinal bacterial overgrowth: a framework for understanding irritable bowel syndrome" JAMA. 2004 Aug 18;292(7):852-8.
※24 Qinrui Li, et al. "The Gut Microbiota and Autism Spectrum Disorders" Front Cell Neurosci. 2017; 11: 120.
※25 Galland L. "The gut microbiome and the brain" J Med Food Dec;17(12):1261-72
※26 Maes M. et al. "The gut-brain barrier in major depression: intestinal mucosal dysfunction with an increased translocation of LPS from gram negative enterobacteria (leaky gut) plays a role in

the inflammatory pathophysiology of depression" Neuro Endocrinol Lett. 2008 Feb;29(1):117-24.

※27 Shaw W. "Increased urinary excretion of a 3-(3-hydroxyphenyl)-3-hydroxypropionic acid (HPHPA), an abnormal phenylalanine metabolite of Clostridia spp. in the gastrointestinal tract, in urine samples from patients with autism and schizophrenia" Nutr Neurosci. 2010 Jun;13(3):135-43.

※28 Paul E. Gold. "Making Memories Matter" Front Integr Neurosci, 2012.

※29 Hibbeln JR. "Fish consumption and major depression" Lancet 1998; 351: 1213.

※30 K.P.Su et al. (2003) European Neuropsychopharmacology 13 2003: 267-271.

本書は、２０１８年3月、小社から単行本で刊行された『医師が教える疲れが抜けない人の食事法』を改題し、文庫化したものです。

一〇〇字書評

切り取り線

購買動機（新聞、雑誌名を記入するか、あるいは○をつけてください）	
□（　　　　　　　　　　　）の広告を見て	
□（　　　　　　　　　　　）の書評を見て	
□ 知人のすすめで	□ タイトルに惹かれて
□ カバーがよかったから	□ 内容が面白そうだから
□ 好きな作家だから	□ 好きな分野の本だから

●最近、最も感銘を受けた作品名をお書きください

●あなたのお好きな作家名をお書きください

●その他、ご要望がありましたらお書きください

住所	〒				
氏名		職業		年齢	
新刊情報等のパソコンメール配信を 希望する・しない	Eメール	※携帯には配信できません			

あなたにお願い

この本の感想を、編集部までお寄せいただけたらありがたく存じます。今後の企画の参考にさせていただきます。Eメールでも結構です。

いただいた「一〇〇字書評」は、新聞・雑誌等に紹介させていただくことがあります。その場合はお礼として特製図書カードを差し上げます。

前ページの原稿用紙に書評をお書きの上、切り取り、左記までお送り下さい。宛先の住所は不要です。

なお、ご記入いただいたお名前、ご住所等は、書評紹介の事前了解、謝礼のお届けのためだけに利用し、そのほかの目的のために利用することはありません。

〒一〇一-八七〇一
祥伝社黄金文庫編集長　萩原貞臣
☎〇三（三二六五）二〇八四
ohgon@shodensha.co.jp

祥伝社ホームページの「ブックレビュー」からも、書けるようになりました。

www.shodensha.co.jp/bookreview

祥伝社黄金文庫

しつこい疲《つか》れは食事《しよくじ》で解決《かいけつ》！
──「副腎《ふくじん》疲労《ひろう》外来《がいらい》」が教《おし》えていること

令和 2 年11月20日　初版第 1 刷発行

著　者　本間《ほんま》良子《りようこ》
　　　　本間龍介《りゆうすけ》

発行者　辻 浩明

発行所　祥伝社《しようでんしや》
　　　　〒101－8701
　　　　東京都千代田区神田神保町 3－3
　　　　電話　03（3265）2084（編集部）
　　　　電話　03（3265）2081（販売部）
　　　　電話　03（3265）3622（業務部）
　　　　http://www.shodensha.co.jp/

印刷所　堀内印刷

製本所　ナショナル製本

ISBN978-4-396-31796-6 C0147

祥伝社黄金文庫

祥伝社黄金文庫

白澤卓二 済陽高穂 がんにならずに100歳まで生きる

アンチエイジングの第一人者と、がん治療の権威とが「どうすれば長寿になるか」を徹底討論!!

白鳥早奈英 寿命を延ばす食べ合わせ、縮める食べ合わせ

「焼き魚+漬物」×「スプラウト+えのき茸」○——「相乗効果」「相加効果」「相殺効果」に注意!

原 幸夫 1日5分! ねこ背を治せば10歳若返る!

あなたはスマホねこ背? パソコンねこ背? タイプ別、1日5分のレッスンで、スタイルも体調も劇的に改善!

幕内秀夫 ごはんで勝つ! 忙しいあなたには、やっぱりこれが一番

時間がない。長続きしない。苦労せずに健康になりたい! 挫折を繰り返してきたあなた、必読!

松木康夫 余生堂々 六〇歳から始まる黄金の人生

第一の人生は「奉仕」、第二の人生は「神様のご褒美」——。「攻め」と「守り」の健康法で黄金の人生に。

松永伍一 金の人生・銀の人生 毎日がいきいきと楽しくなる

「具体的な日常生活の機微や作法にふれながら、深い思想とみずみずしい感性があふれている。」——五木寛之氏

祥伝社黄金文庫

三石　巌
脳細胞は甦《よみがえ》る
ボケ、老化を防ぐ「脳の健康法」

高ビタミン、高タンパク、スカベンジャーで身も心も健康に！　分子栄養学が明かす、脳の活性化の原理。

三石　巌
からだの中から健康になる長寿の秘密
95歳が実践した脳、筋肉、骨が甦る「分子栄養学」健康法

からだと素直につき合えば病気にならない——三石流、健康で長生きの秘訣を語る。渡部昇一氏も称賛！

光岡知足
腸内クリーニングで10歳若くなる
老化と大腸ガンを防止する善玉菌の驚異

〝腸内善玉菌〟を増やし、腸をきれいにする「腸内クリーニング」。これで健康で若々しいからだが手に入る！

三好基晴
「健康食」はウソだらけ

●納豆は血液をサラサラにする　●カテキンで体脂肪が減る　●ウコンは肝臓によい——以上、全部ウソ!!

安田　登
疲れない体をつくる「和」の身体作法
能に学ぶ深層筋エクササイズ

なぜ、能楽師は80歳でも現役でいられるのか？　「和」の知恵と「洋」の知識で快適な体を取り戻す。

安田　登
ゆるめてリセット　ロルフィング教室
1日7分！　体を芯からラクにするボディワーク

画期的で科学的なボディワーク、ロルフィング。「能」との共通性に着目した著者が提案するエクササイズ。

祥伝社黄金文庫

山田陽子
山田光敏
みるみる【おなか】がヤセてきた
2サイズダウンが実現／山田式の奇跡

ポッコリおなかをスッキリさせ、バストもアップする驚異の山田式痩身法！オリジナル「O脚矯正法」も公開。

山田陽子
山田秀紀
みるみる【冷え症】がなおった

冬こそ冷え症退治のチャンスだった！生活習慣をちょっと変えるだけで温かい体に。冷え症克服のバイブル。

山田陽子
みるみる脚からヤセてきた
奇跡の山田式・下半身ストレッチ法

O脚を正しく矯正すれば、脚・下腹だけがスリムになれる！　肌荒れや生理痛、便秘など、女性特有の病も解消♥

山中克郎
症状から80％の病気はわかる
逆引き　みんなの医学書

頭痛、咳が出る、体がだるい――よくある症状が、怖い病気のサインかも⁉　病院に行く前に読む処方箋。

若杉友子
これを食べれば医者はいらない
日本人のための㊌㊏㊐㊍

不健康なものを食べているから、不健康になるのです――若杉ばあちゃん流「食養」で、医者いらずの体になろう。

若杉友子
こうして作れば医者はいらない
若杉ばあちゃんの台所

からだを正しく作り変える、若杉ばあちゃんの台所の知恵を大公開！　家庭ですぐにできる、簡単レシピが満載！